KLEINE TEXTE FÜR VORLESUNGEN UND ÜBUNGEN

HERAUSGEGEBEN VON HANS LIETZMANN

120

HIPPOKRATES

ÜBER AUFGABEN UND PFLICHTEN DES ARZTES IN EINER ANZAHL AUSERLESENER STELLEN AUS DEM CORPUS HIPPOCRATICUM

HERAUSGEGEBEN

VON

DR. THEODOR MEYER-STEINEG
A. O. PROFESSOR AN DER UNIVERSITÄT JENA

UND

DR. WILHELM SCHONACK
OBERLEHRER IN BERLIN

BONN

A. MARCUS UND E. WEBER'S VERLAG

1913

VORWORT

Die folgenden blätter enthalten eine auswahl aus der hippokratischen schriftensammlung. Sie erfolgte unter dem gesichtspunkte, einen gewissen überblick über die auffassung der hippokratiker von den pflichten des ärztlichen berufes, seiner vertreter unter einander und gegenüber der allgemeinheit zu geben, sie ist mithin wesentlich unter dem gesichtswinkel der sogen. medizinischen deontologie zu betrachten. Daher mußten 2 schriftchen: «Der Eid» (s. 4—5) und «Das Gesetz» (s. 6—8) ganz aufgenommen werden. Von den 5 anderen abhandlungen: «Über die Heilkunst» (s. 8—14), «Über die alte Medizin» (s. 14—16), «Über den Arzt» (s. 16—19), «Über den Anstand» (s. 19—23), und «Die Vorschriften» (s. 24—27) genügten auserlesene stellen. Auf die echtheitsfrage ist nicht eingegangen worden; fehlen doch für viele, ja für die meisten teile der hippokratischen schriftenmasse die grammatischen und stilistischen einzeluntersuchungen, welche als notwendige grundlage für jede frage nach der verfasserschaft vorausgesetzt werden müssen. Zu dem obigen, für die herausgeber hinsichtlich des umfangs und der einrichtung der auswahl bestimmenden gesichtspunkte kam noch das praktische ziel, das sich durch die zugehörigkeit des heftes zu einer weit verbreiteten sammlung erklärt: es mußte auf die bedürfnisse der studenten in vorlesungen und übungen rücksicht genommen werden. Daher seien noch einige worte über die anlage von text und kritischem apparat gestattet. Für die meisten der hier vereinigten abhandlungen mußte natürlich die Edition E. Littrés zugrunde gelegt werden, indes ist die durch manche sinnreiche änderungsvorschläge bemerkenswerte, wenn auch gegenüber der französischen auf unzureichendem handschriftlichem material, zwei späten Leidener Codices, aufgebaute ausgabe von F. Z. Ermerins stets mit herangezogen worden; für die «Alte Medizin» hielten wir uns an Kuehleweins text, für die sophistenrede «Über die Heilkunst» an die sonderausgabe von Gomperz. Bei allen schriften ist die fundgrube bei Littré nach band und seitenzahl zu beginn des textes links oben am rande vermerkt worden; ebenso verweisen randzahlen auf die weiteren seiten bei L. Unterhalb der jeder schrift vorangestellten vorbemerkung sind diejenigen handschriften angeführt, deren lesarten im kritischen apparate berücksichtigt wurden.

Jena und Berlin, im juli 1913.

Die Herausgeber.

HANDSCHRIFTEN

A = Parisin. gr. 2253; **C** = P. gr. 2146; **E** = P. gr. 2255; **F** = P. gr. 2144; **G** = P. gr. 2141; **H** = P. gr. 2142; **I** = P. gr. 2140; **J** = P. gr. 2143; **K** = P. gr. 2145; **L** = Cod. Serv. ap. Foes; **M** = Marcian. gr. 269; **Q** = Cod. Fevr. ap. Foes; **R** = Codd. recentiores.

Der EID ist wahrscheinlich vorhippokratisch und in das C. H. aufgenommen als wichtigstes stück der altgriechischen ärzteverfassung. Mangels jeder staatlichen regelung des ärztewesens entwickelte sich aus einigen, zunächst nur durch blutsbande und tradition der ärztlichen kenntnisse zusammengeschlossenen ärztefamilien, die ihr geschlecht auf den heilgott Asklepios selbst zurückführten, eine art asklepiadenzunft[1]), die durch selbstgeschaffenes gesetz ihre inneren verhältnisse regelte und vor allem normen für gewisse ethische pflichten ihrer mitglieder unter einander wie auch den kranken und der allgemeinheit gegenüber aufstellte.

HSS.: CFGIJ.

Ὅρκος.

IV 628 L. Ὄμνυμι Ἀπόλλωνα ἰητρὸν καὶ Ἀσκληπιὸν καὶ Ὑγείαν
καὶ Πανάκειαν καὶ θεοὺς πάντας τε καὶ πάσας, ἵστορας ποι-
εύμενος, ἐπιτελέα ποιήσειν κατὰ δύναμιν καὶ κρίσιν ἐμὴν ὅρκον
τόνδε καὶ συγγραφὴν τήνδε[2])· ἡγήσασθαι μὲν τὸν διδάξαντά
με τὴν τέχνην ταύτην ἴσα γενέτῃσιν ἐμοῖσι καὶ βίου κοινώ-
σασθαι καὶ χρεῶν χρηΐζοντι μετάδοσιν ποιήσασθαι, καὶ γένος
630 τὸ ἐξ αὐτοῦ ἀδελφοῖς | ἴσον ἐπικρινεῖν ἄρρεσι καὶ διδάξειν τὴν
τέχνην ταύτην, ἢν χρηΐζωσι μανθάνειν, ἄνευ μισθοῦ καὶ συγ-
γραφῆς[3]), παραγγελίης τε καὶ ἀκροήσιος καὶ τῆς λοιπῆς ἁπά-
σης μαθήσιος μετάδοσιν ποιήσασθαι υἱοῖσί τε ἐμοῖς καὶ τοῖς
τοῦ ἐμὲ διδάξαντος καὶ μαθητῇσι συγγεγραμμένοισί τε καὶ ὡρ-

---

1 ὀμνύω C | ὑγείαν libri, ὑγίειαν Erm. | **4** ἡγήσασθαι libri, αἰδέσεσθαι Erm. | **7** ἑωυτέου libri, ἐπικρινέειν libri.

---

[1]) Literatur bei Pauly-Wissowa, Real-Encycl. Bd. II, S. 1683.
[2]) ὅρκος = der mündlich abgeleistete eid, vielleicht im gegensatz zu συγγραφή = schriftliche verpflichtung. [3]) μισθός = der bare, sofort auszuzahlende Lohn, συγγραφή = der schuldschein.

κισμένοις[1]) νόμῳ ἰητρικῷ, ἄλλῳ δὲ οὐδενί. διαιτήμασί[2]) τε χρήσομαι ἐπ' ὠφελείῃ καμνόντων κατὰ δύναμιν καὶ κρίσιν ἐμήν, ἐπὶ δηλήσει δὲ καὶ ἀδικίῃ εἴρξειν. οὐ δώσω δὲ οὐδὲ φάρμακον οὐδενὶ αἰτηθεὶς θανάσιμον οὐδὲ ὑφηγήσομαι συμβουλίην τοιήνδε· ὁμοίως δὲ οὐδὲ γυναικὶ πεσσὸν φθόριον[3]) δώσω. ἁγνῶς δὲ καὶ ὁσίως διατηρήσω βίον τὸν ἐμὸν καὶ τέχνην τὴν ἐμήν. οὐ τεμέω δὲ οὐδὲ μὴν λιθιῶντας[4]), ἐκχωρήσω δὲ ἐργάτῃσιν ἀνδράσι πρήξιος τῆσδε. ἐς οἰκίας δὲ ὁκόσας ἂν ἐσίω, ἐσελεύσομαι ἐπ' ὠφελείῃ καμνόντων, ἐκτὸς ἐὼν πάσης ἀδικίης ἑκουσίης καὶ φθορίης, τῆς τε ἄλλης καὶ ἀφροδισίων ἔργων ἐπί τε γυναικείων σωμάτων καὶ ἀνδρῴων, ἐλευθέρων τε καὶ δούλων. ἃ δὲ ἂν ἐν θεραπηίῃ ἢ ἴδω ἢ ἀκούσω, ἢ καὶ ἄνευ θεραπηίης κατὰ βίον ἀνθρώπων, ἃ μὴ χρή ποτε ἐκλαλεῖσθαι ἔξω, σιγήσομαι, ἄρρητα ἡγεύμενος | εἶναι τὰ τοιαῦτα. 632
ὅρκον μὲν οὖν μοι τόνδε ἐπιτελέα ποιέοντι, καὶ μὴ συγχέοντι, εἴη ἐπαύρασθαι καὶ βίου καὶ τέχνης δοξαζομένῳ παρὰ πᾶσιν ἀνθρώποις ἐς τὸν αἰεὶ χρόνον. παραβαίνοντι δὲ καὶ ἐπιορκοῦντι τἀναντία τουτέων.

---

1 δὲ om. C. | **3** ἐπιδηλήσει libri, ἐπὶ δηλήσει Litt. | **8** εἰσέλθω FG. | **10** pro ἄλλης Gorraeus ἄλης | **11** ἀνδρείων CFIJ | **12** ἢ prius om. C. | **14** τὰ τοιαῦτα εἶναι C | **15** μοι om. C., καὶ μὴ συγχέοντι om. β, pro συγχ. παραβαίνοντι G.

---

1) cf. oben s. 4 anm. 2. 2) Diätetische verordnungen, d. h. verordnungen, die nicht nur die ernährung, sondern überhaupt die ganze lebensweise (körperpflege, bewegung, bäder, kleidung etc.) regeln, spielen gegenüber den arzneilichen verordnungen (φάρμακα) eine hauptrolle in der hippokratischen medizin. Besondere schriften (περὶ διαίτης ὀξέων, περὶ διαίτης ὑγιεινῆς, περὶ διαίτης) sind ausschließlich derartigen vorschriften gewidmet. 3) πεσσὸς φθόριος = abtreibungs-bougie, ein in die gebärmutter einzuführendes stäbchen zur künstlichen vorzeitigen abtreibung der leibesfrucht. Eine schon in alter zeit vielfach angewandte methode zur künstlichen beschränkung der kinderzahl. 4) Der «Steinschnitt», d. h. die operative eröffnung der harnblase zur entfernung des blasensteins, gehörte wahrscheinlich im alten griechenland zu der art chirurgischer eingriffe, die, als des wahren arztes unwürdig, den vertretern des niederen heilgewerbes überlassen wurden. Vielleicht muß man auch zwischen οὐ τεμέω δὲ und οὐδὲ eine lücke annehmen, die eine aufzählung andrer chirurgischer operationen unter dem gleichen gesichtspunkte enthielt.

Das GESETZ trägt völlig den charakter einer sophistenrede, ist auch vielleicht eine solche oder die einleitung zu ihr gewesen. Die ansicht des holländischen arztes F. Z. Ermerins, es habe mit den beiden schriften: «Über die Heilkunst» und die «Alte Medizin» gewissermaßen als zusammenhängende apologie der heilkunst ein ganzes gebildet, ist längst als irrig erkannt worden; sie wurde von Johannes Ilberg in seiner dissertation: «Studia Pseudhippocratea» (Leipzig 1883) S. 28—45 ausführlich widerlegt. Inhaltlich gibt die schrift die wesentlichen vorbedingungen wieder, die der ärztliche beruf an seine jünger stellt.

HSS.: CEJK.

Νόμος.

V 638 L. 1. Ἰητρικὴ τεχνέων μὲν πασέων ἐστὶν ἐπιφανεστάτη· διὰ δὲ ἀμαθίην τῶν τε χρεομένων αὐτῇ, καὶ τῶν εἰκῇ τοὺς τοιούσδε κρινόντων, πολύ τι πασέων ἤδη τῶν τεχνέων ἀπολείπεται. ἡ δὲ τῶνδε ἁμαρτὰς τὰ μάλιστά μοι δοκεῖ ἔχειν αἰτίην τοιήνδε· πρόστιμον γὰρ ἰητρικῆς μούνης ἐν τῇσι πόλεσιν οὐδὲν ὥρισται[1]), πλὴν ἀδοξίης· αὕτη δὲ οὐ τιτρώσκει τοὺς ἐξ αὐτῆς συγκειμένους. ὁμοιότατοι γάρ εἰσιν οἱ τοιοίδε τοῖσι παρεισαγομένοισι προσώποισιν[2]) ἐν τῇσι τραγῳδίῃσιν· ὡς γὰρ ἐκεῖνοι σχῆμα μὲν καὶ στολὴν καὶ πρόσωπον ὑποκριτοῦ ἔχουσιν, οὐκ εἰσὶ δὲ ὑποκριταί, οὕτω καὶ ἰητροί, φήμῃ μὲν πολλοί, ἔργῳ δὲ πάγχυ βαιοί[3]).

2. Χρὴ γάρ, ὅστις μέλλει ἰητρικῆς σύνεσιν ἀτρεκέως ἁρμόζεσθαι, τῶνδε μιν ἐπήβολον γενέσθαι· φύσιος, διδασκαλίης, τόπου εὐφυέος, παιδομαθίης, φιλοπονίης, χρόνου. πρῶτον μὲν οὖν πάντων δεῖ φύσιος· φύσιος γὰρ ἀντιπρησσούσης

1 πασέων ἐστίν om. C | **2** τε om. C | **4** pro ἡ εἰ J | **5** τήνδε C | **11** πάνυ EK | **12** post γάρ C add. καί | **13** ἁρμόσεσθαι Coraës, μήν pro μιν C | **14** τόπου editores, τρόπου libri, παιδομαθείης (sic) ante διδασκαλίης C | **15** μέν om. J, ταύτης pro φύσιος C.

1) Die ausübung des ärztlichen berufs war bis in die römische kaiserzeit hinein vollkommen frei (mit ausnahme der beamteten ärzte). Berufliche pflichtverletzungen als solche blieben rechtlich ungeahndet, wenn sie nicht gegen allgemeine gesetzesnormen verstießen. 2) παρεισαγόμενα πρόσωπα = die neben (den eigentlichen schauspielern) auftretenden personen = statisten. 3) Die vollständige freigabe des ärztlichen berufs hatte die ausbildung eines ausgedehnten pfuschertums neben den ärzten zur folge.

κενεὰ πάντα· φύσιος δὲ | ἐς τὸ ἄριστον ὁδηγεούσης διδασκα- 640
λίη τέχνης γίνεται· ἣν μετὰ φρονήσιος δεῖ περιποιήσασθαι, παιδομαθέα γενόμενον ἐν τόπῳ, ὁκοῖος εὐφυὴς πρὸς μάθησιν ἔσται. ἔτι δὲ φιλοπονίην προσενέγκασθαι ἐς χρόνον πολύν, ὅκως ἡ μάθησις ἐμφυσιωθεῖσα δεξιῶς τε καὶ εὐαλδέως τοὺς καρποὺς ἐξενέγκηται.

3. Ὁκοίη γὰρ τῶν ἐν τῇ γῇ φυομένων <ἡ> θεωρίη[1]), τοιήδε καὶ τῆς ἰητρικῆς ἡ μάθησις. ἡ μὲν γὰρ φύσις ἡμέων ὁκοῖον ἡ χώρη· τὰ δὲ δόγματα τῶν διδασκόντων ὁκοῖον τὰ σπέρματα· ἡ δὲ παιδομαθίη, τὸ καθ' ὥρην αὐτὰ πεσεῖν εἰς τὴν ἄρουραν· ὁ δὲ τόπος, ἐν ᾧ ἡ μάθησις, ὁκοῖον ἡ ἐκ τοῦ περιέχοντος ἠέρος τροφὴ γιγνομένη τοῖσι φυομένοισιν· ἡ δὲ φιλοπονίη ἐργασίη· ὁ δὲ χρόνος ταῦτα ἐνισχύει πάντα, ὡς τραφῆναι τελέως.

4. Ταῦτα οὖν χρὴ ἐς τὴν ἰητρικὴν τέχνην ἐσενεγκαμένους, καὶ ἀτρεκέως αὐτῆς γνῶσιν λαβόντας, οὕτως ἀνὰ τὰς πόλιας φοιτεῦντας[2]), μὴ λόγῳ μοῦνον, ἀλλὰ καὶ ἔργῳ ἰητροὺς νομίζεσθαι. ἡ δὲ ἀπειρίη, κακὸς θησαυρὸς καὶ κακὸν κειμήλιον τοῖσιν ἔχουσιν αὐτήν, καὶ ὄναρ καὶ ὕπαρ[3]) εὐθυμίης τε καὶ εὐφροσύνης ἄμοιρος, δειλίης τε καὶ θρασύτητος τιθήνη. δειλίη μὲν γὰρ ἀδυναμίην σημαίνει, | θρασύτης δὲ 642
ἀτεχνίην. δύο γάρ, ἐπιστήμη τε καὶ δόξα, ὧν τὸ μὲν ἐπίστασθαι ποιεῖ, τὸ δὲ ἀγνοεῖν.

1 ὡδί γε οὔσης C | **2** τέχνη C, περιποιήσασθαι δεῖ C | **3** τόπῳ editt., τῷ τόπω C, τρόπῳ cett. libri | **5** ἐμφυσεως δεῖσα C | **7** τῇ om. C ἡ add. Coraës | **9** ὁκοῖον libri, om. C, ὁκοίη Coraës, δόγματα libri, διδάγματα cod. Voss. Erm., ci. Chartier | **10** ὑπέρβατα pro σπέρματα C | **13** ἐνισχύσει cod. Voss. Erm., ἐνίσχυσε C | **17** φυτεῦντας C | **23** τὸ ἐπίστασθαι . . . . τὸ ἀγνοεῖν Cod. Voss. Erm.

[1]) θεωρίη ist hier am besten mit dem modernen terminus «Entwicklungsgesetz» wiederzugeben. [2]) Die sitte der ärzte, «in den städten umherzuziehen», weist nicht etwa auf eine art wandergewerbe hin, sondern ist darin begründet, daß an verhältnismäßig wenigen orten gleichsam ärztliche zentralstellen sich befanden (wie z. b. auf Kos), von denen aus die weitere umgegend, die selbst keine richtigen ärzte hatte, mit solchen versorgt wurde. Zu späterer zeit wurde ein derartiger arzt als «περιοδευτής» bezeichnet. [3]) καὶ ὄναρ καὶ ὕπαρ = im wachen und im schlafen = tag und nacht.

5. Τὰ δὲ ἱερὰ ἐόντα πρήγματα ἱεροῖσιν ἀνθρώποισι δείκνυται· βεβήλοισι δὲ οὐ θέμις, πρὶν ἢ τελεσθῶσιν ὀργίοισιν ἐπιστήμης.[1])

Auch die schrift ÜBER DIE HEILKUNST ist eine wahrscheinlich dem V. jahrhundert zuzuweisende sophistenrede. Ob sie, wie Gomperz in seinem gründlichen und gelehrten buche: «Die Apologie der Heilkunst. Eine griechische Sophistenrede des fünften vorchristlichen Jahrhunderts» 2. Aufl. Leipzig 1910, S. 29 behauptet hat, dem Protagoras zugewiesen werden darf, ist zweifelhaft. Der verfasser stellt in den beiden ersten kapiteln gegenüber den ableugnern der existenz einer medizin die behauptung auf, daß es eine solche in der tat gebe und daß sie eine kunst sei. Im dritten kapitel gibt er eine definition der ärztlichen kunst und eine ankündigung seines beweises. Diesen erbringt er, indem er in kap. 4—6 zunächst die rolle des zufalls in der ärztlichen berufsübung beleuchtet und dann die grenzen ihrer leistungsfähigkeit absteckt (7 u. 8); sodann (9—12) führt er des näheren aus, in welcher weise sie ihre aufgaben löse, wobei die einzelnen einwände der gegnerischen auffassung widerlegt werden. Daran knüpft sich in kap. 13 ein kurzer Epilog.

HSS.: AMR.

Περὶ τέχνης.

3. . . . . Περὶ δὲ ἰητρικῆς, ἐς ταύτην γὰρ
VI 4 L. ὁ λόγος, ταύτης οὖν τὴν ἀπόδεξιν ποιήσομαι, καὶ πρῶτόν γε διοριεῦμαι ὃ νομίζω ἰητρικὴν εἶναι· τὸ δὴ πάμπαν ἀπαλλάσσειν τῶν νοσεόντων τοὺς καμάτους, καὶ τῶν νοσημάτων τὰς σφοδρότητας ἀμβλύνειν, καὶ τὸ μὴ ἐγχειρεῖν τοῖσι κεκρατη-
6 μένοις | ὑπὸ τῶν νοσημάτων, εἰδότας ὅτι πάντα οὐ δύναται ἰητρική.[2]) ὡς οὖν ποιεῖ τε ταῦτα, καὶ οἵη τέ ἐστι διὰ παν-

---

2 δείκνυνται cod. Voss. Erm. | **6** δὴ ὁριεῦμαι MR | **8** ἐγχειρέειν libri | κεκρατημένοις A, κεκρατημένοισι M¹ | **9** πάντα δύναται A, ταῦτα δ. M, ταῦτα οὐ δ. R, πάντα ταῦτα οὐ δ. Galen, πάντα οὐ δ. Gomp. | **10** ποιέει libri.

---

[1]) Das ärztliche wissen wird — innerhalb der asklepiadenzunft — «heiligen dingen» gleich geachtet und als mysterium behandelt. Die «heiligen männer» sind die mitglieder der zunft selbst und nicht etwa mit den asklepios-priestern zu verwechseln. [2]) In der tat bietet die hippokratische medizin eine anzahl von beispielen dafür, daß als unheilbar erkannte kranke nicht in behandlung genommen werden.

τὸς ποιεῖν, περὶ τούτου μοι ὁ λοιπὸς λόγος ἤδη ἔσται· ἐν δὲ τῇ τῆς τέχνης ἀποδέξει ἅμα καὶ τοὺς λόγους τῶν αἰσχύνειν αὐτὴν οἰομένων ἀναιρήσω, ᾗ ἂν ἕκαστος αὐτῶν πρήσσειν τι οἰόμενος τυγχάνῃ.

4. Ἔστι μὲν οὖν μοι ἀρχὴ τοῦ λόγου, ἣ καὶ ὁμολογήσεται παρὰ πᾶσιν. ὅτι γὰρ ἔνιοι ἐξυγιαίνονται τῶν θεραπευομένων ὑπὸ ἰητρικῆς ὁμολογεῖται, ὅτι δ' οὐ πάντες, ἐν τούτῳ ἤδη ψέγεται ἡ τέχνη, καί φασιν οἱ τὰ χείρω λέγοντες διὰ τοὺς ἁλισκομένους ὑπὸ τῶν νοσημάτων τοὺς ἀποφεύγοντας αὐτὰ τύχῃ ἀποφεύγειν καὶ οὐ διὰ τὴν τέχνην. ἐγὼ δὲ ἀποστερέω μὲν οὐδ' αὐτὸς τὴν τύχην ἔργου οὐδενός, ἡγεῦμαι δὲ τοῖσι μὲν κακῶς θεραπευομένοισι νοσήμασι τὰ πολλὰ τὴν ἀτυχίην ἕπεσθαι, τοῖσι δὲ εὖ τὴν εὐτυχίην. ἔπειτα δὲ καὶ πῶς οἷόν τ' ἐστὶ τοῖς ἐξυγιασθεῖσιν ἄλλο τι αἰτιήσασθαι ἢ τὴν τέχνην, εἴπερ χρώμενοι αὐτῇ καὶ ὑπουργέοντες ὑγιάσθησαν; τὸ μὲν γὰρ τῆς τύχης εἶδος ψιλὸν οὐκ ἐβουλήθησαν θεήσασθαι, ἐν ᾧ τῇ τέχνῃ ἐπέτρεψαν σφᾶς αὐτούς, ὥστε τῆς μὲν ἐς τὴν τύχην ἀναφορῆς ἀπηλλαγμένοι εἰσί, τῆς μέντοι ἐς τὴν τέχνην οὐκ ἀπηλλαγμένοι· ἐν ᾧ γὰρ ἐπέτρεψαν καὶ ἐπίστευσαν αὐτῇ σφᾶς αὐτούς, ἐν τούτῳ αὐτῆς καὶ τὸ εἶδος ἐσκέψαντο καὶ τὴν δύναμιν, περανθέντος τοῦ ἔργου ἔγνωσαν.

5. Ἐρεῖ δὴ ὁ τἀναντία λέγων, ὅτι πολλοὶ ἤδη καὶ οὐ χρησάμενοι ἰητρῷ νοσέοντες ὑγιάσθησαν, καὶ ἐγὼ τῷ λόγῳ οὐκ ἀπιστέω· δοκεῖ γάρ μοι οἷόν τε εἶναι καὶ ἰητρῷ μὴ χρω-

---

1 ποιέειν libri | περὶ τούτο μοι ὁ λυπός λόγος ἤδη ἔσται A, π. τούτου μ. δὴ ὁ λοιπὸς ἔσται λόγος MR | **2** ἀποδείξει libri | **5** ὁμολογήσεται A, ὁμολογηθήσεται MR | γὰρ AM[1], μὲν R, μὲν γὰρ M[2] | **7** ὁμολογέεται libri | δ' οὐ A, δὲ οὐ MR | **9** τοὺς ἀποφεύγοντας A, καὶ τοὺς ἀποφ. MR | **11** ἀποστερέω A, οὐκ ἀπ. MR | ἡγεῦμαι MR, ἡγούμαι A | **12** μὲν om. A | νοσήμασι AM, νουσήμασι R | **14** οἷόν τ' A[1]M, οἷόν τε R | ἐξυγιασθεῖσιν A, ἐξυγιανθεῖσιν R, ὑγιανθεῖσιν M | αἰτιήσασθαι AM, αἰτιάσασθαι R | χρεόμενοι A, χρώμενοι MR | **15** αυτη A[1], αὐτοὶ A[2], | ὑγιάσθησαν A, ὑγιάνθησαν MR | **16** ἐβουλήθησαν AM, ἠβουλήθησαν R | **19** ἐπέτρεψαν αυτη (A[1]?, αὐτοί A[2]) σφᾶς καὶ ἐπίστευσαν, ἐν τούτω A, ἐπέτρεψαν καὶ ἐπίστευσαν αὐτῇ σφᾶς αὐτούς, ἐν τούτῳ MR | **22** δὴ AM, δὴ ἐνταῦθα R | **24** δοκέει libri | γάρ A, δὲ MR.

8 μένους ἰητρικῇ | περιτυχεῖν, οὐ μὴν ὥστε εἰδέναι ὅ τι ὀρθὸν ἐν αὐτῇ ἔνι ἢ ὅ τι μὴ ὀρθόν, ἀλλ' ὥστ' ἂν ἐπιτύχοιεν τοιαῦτα θεραπεύσαντες ἑωυτοὺς ὁποῖά περ ἂν ἐθεραπεύθησαν, εἰ καὶ ἰητροῖσιν ἐχρῶντο. καὶ τοῦτό γε τεκμήριον μέγα τῇ οὐσίῃ τῆς τέχνης, ὅτι ἐοῦσά τέ ἐστι καὶ μεγάλη, ὅπου γε φαίνονται καὶ οἱ μὴ νομίζοντες αὐτὴν εἶναι, σῳζόμενοι δι' αὐτήν. πολλὴ γὰρ ἀνάγκη καὶ τοὺς μὴ χρωμένους ἰητροῖσι νοσήσαντας δὲ καὶ ὑγιασθέντας εἰδέναι ὅτι ἢ δρῶντές τι ἢ μὴ δρῶντες ὑγιάσθησαν. ἢ γὰρ ἀσιτίῃ ἢ πολυφαγίῃ, ἢ ποτῷ πλέονι ἢ δίψῃ, ἢ λουτροῖς ἢ ἀλουσίῃ, ἢ πόνοισιν ἢ ἡσυχίῃ, ἢ ὕπνοισιν ἢ ἀγρυπνίῃ, ἢ τῇ ἁπάντων τούτων ταραχῇ χρώμενοι ὑγιάνθησαν. καὶ τῷ ὠφελῆσθαι πολλὴ ἀνάγκη αὐτοῖς ἐστιν ἐγνωκέναι, ὅτι ἦν <τι> τὸ ὠφελῆσαν, καὶ ὅτ' ἐβλάβησαν τῷ βλαβῆναι, ὅτι ἦν τι τὸ βλάψαν. τὰ γὰρ τῷ ὠφελῆσθαι καὶ τὰ τῷ βεβλάφθαι ὡρισμένα οὐ πᾶς ἱκανὸς γνῶναι· εἰ τοίνυν ἐπιστήσεται ἢ ἐπαινεῖν ἢ ψέγειν ὁ νοσήσας τῶν διαιτημάτων τι οἷσιν ὑγιάσθη, πάντα ταῦτα τῆς ἰητρικῆς ὄντα εὑρήσει. καὶ ἔστιν οὐδὲν ἧσσον τὰ ἁμαρτηθέντα τῶν ὠφελησάντων μαρτύρια τῇ τέχνῃ ἐς τὸ εἶναι· τὰ μὲν γὰρ ὠφελήσαντα τῷ ὀρθῶς προσενεχθῆναι ὠφέλησαν, τὰ δὲ βλάψαντα τῷ μηκέτι ὀρθῶς προσενεχθῆναι ἔβλαψαν. καίτοι ὅπου τό τε ὀρθὸν καὶ τὸ μὴ ὀρθὸν ὅρον ἔχει ἑκάτερον, πῶς τοῦτο οὐκ ἂν τέχνη

1 ἰητρικῇ MR, ἰητρικήν A | **2** ἐνιη ὁ τι A^1, ἐνίη ὅτι M^1, ἐνείη καὶ ὅ τι R, ἔνι ἢ ὅ τι Gomp. | ἄλλως τε ἐπιτύχοιεν MR, ἄλως τε εἰ ἐπιτ. A, ἀλλ' ὥστ' ἂν ἐπιτ. Cornarius cett., ἀλλ' ὥστε ἐπιτύχοιεν Gomp. | **3** εἰ om. M, η A^1 | **8** ὑγιασθέντας AM, ὑγιανθέντας R | ἱδρῶντες pro ἢ δρῶντες τι ἢ μὴ δρῶντες A, ἱδρῶντες (corr. ἢ δρῶντες) M | **9** ὑγιάσθησαν A, ὑγιάνθησαν M | ποτῷ libri, πότῳ Gomp. | πλίονι A^1, πλείονι MR | **10** λουτροῖσι A^1, λουτροῖσιν MR | **11** ἡ τὶ A, ἢ τῇ MR, ἤ τινι Gomp. | ὑγιάσθησαν A, ὑγιάνθησαν MR | **12** ὠφελῆσθαι A^1M, ὠφελεῖσθαι A^2R | αυτοις A, αὐτούς MR | ὅ τι ἦν libri, ὅτι ἦν vetus codex Mercur., τι add. Gomp. | **13** καὶ ότ ἐβλάβησαν τω βλαβῆναι ὅτι ἠν τί τὸ βλάψαν A, καὶ εἴ τι τ' ἐβλάβησαν καὶ τω βλαβῆναι καὶ ὅ τι ἦν τὸ βλάψαν M | **16** ἐπαινέειν libri | **17** ὑγιάσθη A^1, ὑγιάνθη MR | π. τ. τῆς ἰητρικῆς ὄντα εὑρήσει καὶ ἔστιν οὐδὲν R, π. τ. τῆς ἰητρικῆς ἔστιν οὐδὲν A, π. τ. τῆς ἰητρικῆς ἔστι καὶ ἔστιν οὐδὲν M, π. τ. τῆς ἰητρικῆς <εὑρήσει ὡς> ἔστιν· καὶ ἔστιν οὐδὲν Gomp. | **19** ἐστὸ A, εἰς τὸ MR | **20** ὠφέλησαν et ἔβλαψαν A^1, ὠφέλησεν et ἔβλαψεν M.

εἴη; τοῦτο γὰρ ἔγωγέ φημι ἀτεχνίην εἶναι, ὅπου μήτε ὀρθὸν ἔνι μηδὲν μήτε οὐκ ὀρθόν· ὅπου δὲ τούτων ἔνεστιν ἑκάτερον, οὐκέτι ἂν τοῦτο ἔργον ἀτεχνίης εἴη.

6. Ἔτι τοίνυν εἰ μὲν ὑπὸ φαρμάκων τῶν τε καθαιρόντων καὶ | τῶν ἱστάντων[1]) ἡ ἴησις τῇ τε ἰητρικῇ καὶ τοῖσιν 10 ἰητροῖσι μοῦνον ἐγίνετο, ἀσθενὴς ἦν ἂν ὁ ἐμὸς λόγος· νῦν δὲ φαίνονται τῶν ἰητρῶν οἱ μάλιστα ἐπαινεόμενοι καὶ διαιτήμασιν[2]) ἰώμενοι καὶ ἄλλοισί γε εἴδεσιν, ἃ οὐκ ἄν τις φαίη, μὴ ὅτι ἰητρός, ἀλλ' οὐδὲ ἰδιώτης ἀνεπιστήμων ἀκούσας, μὴ οὐ τῆς τέχνης εἶναι. ὅπου οὖν οὐδὲν οὔτ' ἐν τοῖς ἀγαθοῖσι τῶν ἰητρῶν οὔτ' ἐν τῇ ἰητρικῇ αὐτῇ ἀχρεῖόν ἐστιν, ἀλλ' ἐν τοῖσι πλείστοισι τῶν τε φυομένων καὶ τῶν ποιευμένων ἔνεστιν τὰ εἴδεα τῶν θεραπειῶν καὶ τῶν φαρμάκων, οὐκ ἔστιν ἔτι οὐδενὶ τῶν ἄνευ ἰητροῦ ὑγιαζομένων τὸ αὐτόματον αἰτιήσασθαι ὀρθῷ λόγῳ. τὸ μὲν γὰρ αὐτόματον οὐδὲν φαίνεται ἐὸν ἐλεγχόμενον· πᾶν γὰρ τὸ γινόμενον διά τι εὑρίσκοιτ' ἂν γινόμενον, καὶ ἐν τῷ διά τι τὸ αὐτόματον οὐ φαίνεται οὐσίην ἔχον οὐδεμίαν ἀλλ' ἢ ὄνομα· ἡ δὲ ἰητρικὴ καὶ ἐν τοῖσι διά τι καὶ ἐν τοῖσι προνοουμένοισι φαίνεταί τε καὶ φανεῖται αἰεὶ οὐσίην ἔχουσα.

7. Τοῖσι μὲν οὖν τῇ τύχῃ τὴν ὑγιείην προστιθεῖσι, τὴν δὲ τέχνην ἀφαιρέουσι τοιαῦτ' ἄν τις λέγοι. τοὺς δ' ἐν τῇσι τῶν ἀποθνησκόντων συμφορῇσι τὴν τέχνην ἀφανίζοντας θαυμάζω, ὅτεῳ ἐπαιρόμενοι ἀξιοχρέῳ λόγῳ τὴν μὲν τῶν ἀποθνησκόντων ἀκρασίην ἀναιτίην καθιστᾶσι, τὴν δὲ τῶν τὴν ἰητρικὴν

3 οὐκέτι ἂν τοῦτο (τὸ M) ἔργον ἀτεχνίης εἴη AM, πῶς τοῦτο οὐκ ἂν τέχνης ἔργον ἀλλ' ἀτεχνίης εἴη; R | **4** ὑπὸ AMR, ἀπό Serv. et Fevr., Gomp. | **5** τοίσιν A, τοῖς MR | **6** ἐγίνετο AM, ἐγένετο R | **12** τοίσι A, τοῖς MR | **14** αἰτιήσασθαι A, αἰτιάσασθαι MR | **17** τί τὸ αὐτόματον A, τὸ αὐτόματον δὲ M | **18** οὐδεμίην libri | οὔνομα AM, οὔνομα μοῦνον R τοίσι A, τοῖς MR | καὶ ἐν τοίσι A, om. MR | **19** αἰεὶ A, ἔτι MR | **21** τὴν δὲ ὑγιην A¹, ὑγείην A², ὑγιείην MR | τὴν δὲ τέχνην A, τῆς δὲ τέχνης MR **23** συμφορῇσι R, ξυμφ. AM | **25** ἀκρασίην M, ἀκρησίην R | ἀναιτίαν A, αἰτίην M, οὐκ αἰτίην R.

[1]) Abführende und stopfende arzneimittel — als beispiele für die einander entgegengesetzt wirkenden heilstoffe überhaupt. [2]) cf. oben S. 5.

μελετησάντων σύνεσιν αἰτίην· ὡς τοῖσι μὲν ἰητροῖς ἔνεστι τὰ μὴ δέοντα ἐπιτάξαι, τοῖσι δὲ νοσέουσιν οὐκ ἔνεστι τὰ προσταχθέντα παραβῆναι. καὶ μὴν πολύ γε εὐλογώτερον τοῖσι κάμνουσιν ἀδυνατεῖν τὰ προστασσόμενα ὑπουργεῖν, ἢ τοῖσι ἰητροῖσι τὰ μὴ δέοντα ἐπιτάσσειν. οἱ μὲν γὰρ ὑγιαινούσῃ γνώμῃ μεθ' ὑγιαίνοντος σώματος ἐγχειρέουσι, λογισάμενοι τά τε παρεόντα, τῶν τε παροιχομένων τὰ ὁμοίως διατεθέντα τοῖσι παρεοῦσι, ὥστε ποτὲ θεραπευθέντα εἰπεῖν, ὡς ἀπήλλαξαν·
12 οἱ δὲ οὔτε ἃ κά|μνουσιν, οὔτε δι' ἃ κάμνουσιν εἰδότες, οὐδ' ὅ τι ἐκ τῶν παρεόντων ἔσται, οὐδ' ὅ τι ἐκ τῶν τούτοισιν ὁμοίων γίνεται εἰδότες, ἐπιτάσσονται, ἀλγέοντες μὲν ἐν τῷ παρεόντι, φοβεύμενοι δὲ τὸ μέλλον, καὶ πλήρεις μὲν τῆς νούσου, κενεοὶ δὲ σιτίων, ἐθέλοντες [δὲ] τὰ πρὸς τὴν νοῦσον ἤδη μᾶλλον ἢ τὰ πρὸς τὴν ὑγιείην προσδέχεσθαι, οὐκ ἀποθανεῖν ἐρῶντες, ἀλλὰ καρτερεῖν ἀδυνατεῦντες. οὕτως δὲ διακειμένους πότερον εἰκὸς τούτους τὰ ὑπὸ τῶν ἰητρῶν ἐπιτασσόμενα ποιεῖν, ἢ ἄλλα ποιεῖν ἢ ἃ ἐπετάχθησαν, ἢ τοὺς ἰητροὺς τοὺς ἐκείνως διακειμένους, ὡς ὁ πρόσθεν λόγος ἡρμήνευσεν, ἐπιτάσσειν τὰ μὴ δέοντα; ἆρ' οὐ πολὺ μᾶλλον, τοὺς μὲν δεόντως ἐπιτάσσειν, τοὺς δὲ εἰκότως ἀδυνατεῖν πείθεσθαι, μὴ πιθομένους δὲ περιπίπτειν τοῖσι θανάτοις, ὧν οἱ μὴ ὀρθῶς λογιζόμενοι τὰς αἰτίας τοῖς οὐδὲν αἰτίοις ἀνατιθέασι, τοὺς αἰτίους ἐλευθεροῦντες;

---

1 σύνεσιν R, ξύν. AM | ἰητροῖς AM, ἰητροῖσιν R | **2** ἔνεστι A, ἔστι MR | **4** ἀδυνατέειν libri | ὑπουργέειν libri | τοῖς A, τοῖσι M | **7** διατεθέντα A, διατιθέντα MR | **8** παρεοῦσι AM, παρεοῦσιν R | θεραπευθέντα libri, θεραπευθέντας Gomp. | ὡς AM, ὅτι R | **9** οὔτε δι' ἃ κάμνουσιν MR, om. A | εἰδότες A, om. MR | οὐδ' ὅτι A, οὐθ' ὅτι MR | **10** τούτοισιν MR, τουτέοισιν A | **11** εἰδότες libri, del. Gomp. | ἐν A, om. MR | **12** φοβεύμενοι A, φοβούμενοι M | πλήρεες A, πλήρης M¹, πλήρεις M²R | **13** κενέοι A, κενοί MR | ἐθέλοντες libri, θέλοντες Gomp. | δὲ τὰ A, δέ om. MR, del. Gomp. | ἤδη A, ἡδέα MR | **14** τήν AM, om. R | ὑγίειν A¹, ὑγείην A⁴, ὑγιείην M | **15** ἀδυνατεύντες A, ἀδυνατέοντες MR | οὕτως A, οὕτω MR | **16** ἐπιτασσόμενα ποιέειν libri, μή ante ποιέειν add. Litt. | **17** ποιέειν libri | ἡ α A, ἢ ἅ M, ἃ οὐκ R | ἢ MR, om. A | **20** ἀδυνατεῖν A, ἀδυνατέειν MR | πείθεσθαι et πειθομένους MR, πίθεσθαι et πιθομένους A | **21** θανάτοις A, θανάτοισι M, θανάτοισιν R | **22** ἀνατιθέασι MR, ἀνατίθησι A, ἀνατίθεισι Gomp. | **23** ἐλευθεροῦντες MR, ἐλευθερεῦντες A.

8. Εἰσὶ δέ τινες, οἳ καὶ διὰ τοὺς μὴ ἐθέλοντας ἐγχειρεῖν τοῖσι κεκρατημένοις ὑπὸ τῶν νοσημάτων μέμφονται τὴν ἰητρικήν, λέγοντες ὡς ταῦτα μὲν καὶ αὐτὰ ὑφ' ἑωυτῶν ἂν ἐξυγιάζοιτο, ἃ ἐγχειρέουσιν ἰᾶσθαι, ἃ δ' ἐπικουρίης δεῖται μεγάλης, οὐχ ἅπτονται, δεῖν δέ, εἴπερ ἦν ἡ τέχνη, πάνθ' ὁμοίως ἰᾶσθαι. οἱ μὲν οὖν ταῦτα λέγοντες εἰ ἐμέμφοντο τοῖς ἰητροῖς, ὅτι αὐτῶν τοιαῦτα λεγόντων οὐκ ἐπιμέλονται ὡς παραφρονεύντων, εἰκότως ἂν ἐμέμφοντο μᾶλλον ἢ κεῖνα μεμφόμενοι. εἰ γάρ τις ἢ τέχνην, ἐς ἃ μὴ τέχνη, ἢ φύσιν, ἐς ἃ μὴ φύσις πέφυκεν, ἀξιώσειε δύνασθαι, ἀγνοεῖ ἄγνοιαν ἁρμόζουσαν μανίῃ μᾶλλον ἢ ἀμαθίῃ. ὧν γὰρ ἔστιν ἡμῖν τοῖσί τε τῶν φυσίων 14 τοῖσί τε τῶν τεχνέων ὀργάνοις ἐπικρατεῖν, τούτων ἐστὶν ἡμῖν δημιουργοῖς εἶναι, ἄλλων δὲ οὐκ ἔστιν. ὅταν οὖν τι πάθῃ ὥνθρωπος κακόν, ὃ κρέσσον ἐστὶ τῶν ἐν ἰητρικῇ ὀργάνων, οὐδὲ προσδοκᾶσθαι τοῦτό που δεῖ ὑπὸ ἰητρικῆς κρατηθῆναι ἄν. αὐτίκα γὰρ τῶν ἐν ἰητρικῇ καιόντων τὸ πῦρ ἐσχάτως καίει, τούτου δὲ ἡσσόνως ἄλλα πολλά[1]· τῶν μὲν οὖν ἡσσόνων τὰ κρέσσω οὔπω δηλονότι ἀνίητα, τῶν δὲ κρατίστων τὰ κρέσσω πῶς οὐ δηλονότι ἀνίητα; ἃ γὰρ πῦρ οὐ δημιουργεῖ, πῶς οὐ τὰ τούτῳ μὴ ἁλισκόμενα δηλονότι ἄλλης τέχνης δεῖται καὶ

1 εὐθέλοντας MR, θέλοντας A et Cod. med. gr. Vindob. 43 | ἐγχειρεῖν A, ἐγχειρέειν MR | 2 τοῖσι MR, om. A | κεκρατημένοις A, κεκρατημένοισιν MR 3 ὑφ' A, ἀφ' M | ἑαυτῶν A, αὐτῶν MR, ἑωυτῶν Gomp. | 4 ἰᾶσθαι MR, ἰῆσθαι A | μεγάλης A, om. MR | 6 ἰᾶσθαι MR, ἰῆσθαι A | εἰ AR, ἢ M | 7 αὐτῶν A, αὐτέων MR | ἐπιμέλονται A, ἐπιμελοῦνται MR | 8 κεῖνα AM, ἐκεῖνα R | 9 ἡ τέχνην A, τέχνην MR | φύσις A, om. MR | 10 ἀγνοεῖ AR, ἀγνοῇ M | μανίην ἁρμόζουσαν ἀγνοίῃ libri, ἄγνοιαν ἁρμόζουσαν μανίῃ Zwing. | 12 ἐπικρατέειν libri | τούτων MR, τουτέων A | 13 δημιουργοῖς εἶναι MR, εἶναι om. A | 14 ὥνθρωπος AM, ἄνθρωπος R | 15 τοῦτο πουδει A, om. MR | 16 τὸ πῦρ A, πῦρ MR | 17 τούτου MR, τουτέου A ἧσσον ὡς A, ἧσσον καὶ R, ἡσσόνως Gomp. | 18 κρέσσω AR, κρείσσω M | post δηλονότι A add. ἔστιν | 19 οὐ δημιουργέει MR, δημιουργέει A | 20 τὰ τούτῳ MR, τα τουτων A, ⟨τούτων⟩ τὰ τούτῳ Gomp. | δηλοῖ ὅτι libri, δηλονότι Litt. | τέχνης δεῖται AM, δεῖται τέχνης R.

[1]) Anspielung auf die verschiedenen anwendungsarten der hitze in der medizin, die nicht nur durch das feuer selbst, sondern — in milderer weise — durch sog. kaustische Arzneimittel (τὰ καίοντα) bewirkt werden kann.

οὐ ταύτης, ἐν ᾗ τὸ πῦρ ὄργανον; ωὑτὸς δέ μοι λόγος καὶ ὑπὲρ τῶν ἄλλων, ὅσα τῇ ἰητρικῇ συνεργεῖ, ὧν ἁπάντων φημὶ δεῖν ἑκάστου ⟨οὐ⟩ κατατυχόντα τὸν ἰητρὸν τὴν δύναμιν αἰτιᾶσθαι τοῦ πάθεος, μὴ τὴν τέχνην. οἱ μὲν οὖν μεμφόμενοι τοὺς τοῖσι κεκρατημένοισι μὴ ἐγχειρέοντας παρακελεύονται καὶ ὧν μὴ προσήκει ἅπτεσθαι οὐδὲν ἧσσον ἢ ὧν προσήκει· παρακελευόμενοι δὲ ταῦτα ὑπὸ μὲν τῶν ὀνόματι ἰητρῶν θωμάζονται, ὑπὸ δὲ τῶν καὶ τέχνῃ καταγελῶνται. οὐ μὴν οὕτως ἀφρόνων οἱ ταύτης τῆς δημιουργίης ἔμπειροι οὔτε μωμητέων οὔτ' ἐπαινετέων δέονται, ἀλλὰ λελογισμένων πρὸς ὅ τι αἱ ἐργασίαι τῶν δημιουργῶν τελευτώμεναι πλήρεις εἰσὶ καὶ ὅτευ ὑπολειπόμεναι ἐνδεεῖς, ἔτι τῶν ἐνδειῶν, ἅς τε τοῖς δημιουργεῦσιν ἀναθετέον ἅς τε τοῖς δημιουργεομένοισιν.

Die schrift ÜBER DIE ALTE MEDIZIN trägt ebenfalls unverkennbar den charakter einer sophistenrede. Ihre tendenz besteht darin, den nachweis zu führen, daß die medizin eine kunst und deshalb in ihr einer gesunden empirie, wie sie die alten angewandt haben, gegenüber dem modernen streben nach einer verquickung mit philosophischer spekulation der vorzug zu geben sei.

HSS : AM.

Περὶ ἀρχαίης ἰητρικῆς.

I 574 L. 3. Τὴν γὰρ ἀρχὴν οὔτ' ἂν εὑρέθη ἡ τέχνη ἡ ἰητρικὴ οὔτ' ἂν ἐζητήθη — οὐδὲν γὰρ αὐτῆς ἔδει —, εἰ τοῖσι κάμνουσι τῶν ἀνθρώπων τὰ αὐτὰ διαιτωμένοισί τε καὶ προσφερομένοισι, ἅπερ οἱ ὑγιαίνοντες ἐσθίουσί τε καὶ πίνουσι καὶ

---

1 ἐν ᾗ A, ἔνι M[1], ἐνῇ M[2], ᾗς ἔνι R | **2** ξυνεργεῖ libri, ξυνεργέει Zwing. in marg. | **3** ἑκάστου κατατυχόντα AM, ἑκάστου μὴ κατ. vulg., Litt., ἑκ. ⟨οὐ⟩ κατ. Gomp. | **4** μὴ MR, ἀλλὰ μὴ A | **5** τοὺς τοίσι κεκρατημένοισι μὴ ἐγχειρέοντας A, τούτοισι κεκρ. μὴ ἐγχειρέοντας M, τοῖσι τοῖς κεκρ. μὴ ἐγχειρέουσι R | **7** ὀνόματι AR, οὐνόματι M | **9** ἀφρόνων MR, ἄφρονες A | δημιουργίης A[1], δημιουργίας MR | **10** οὔτε ἐπαινετων A, οὔτ' αἰνετῶν MR | **12** ὑπολιπόμεναι ἐνδειεις A (ἐνδειης m. 2), ὑπολειπόμεναι ἐνδεεῖς MR | ἔτι A, ἔτι τε MR | ἐνδειῶν MR, ἐνδεῶν A | **13** δημιουργοῖσιν M, δημιουργοῦσιν AR | τοῖς δημιουργεομένοισιν AM, τοῖσι δημιουργουμένοισι MR | **14** ἡ τέχνη A, ἡ om. M | **15** αὐτῆς A, αὐτοῖς M | εἰ A, om. M, αὐτῶν post τῶν add. A | **17** οἱ ὑγιαίνοντες A, ὑγ. M | τε om. M.

τἄλλα διαιτέονται, συνέφερε καὶ εἰ μὴ ἦν ἕτερα τούτων βελτίω. νῦν δ' αὐτὴ ἡ ἀνάγκη ἰητρικὴν ἐποίησε ζητηθῆναί τε καὶ εὑρεθῆναι ἀνθρώποισιν, ὅτι τοῖσι κάμνουσι ταὐτὰ προσφερομένοισιν, ἅπερ οἱ ὑγιαίνον|τες, οὐ συνέφερεν, ὡς οὐδὲ νῦν 576 συμφέρει. ἔτι δ' ἄνωθεν ἔγωγε ἀξιῶ οὐδ' ἂν τὴν τῶν ὑγιαινόντων δίαιτάν τε καὶ τροφήν, ᾗ νῦν χρέονται, εὑρεθῆναι, εἰ ἐξήρκει τῷ ἀνθρώπῳ ταὐτὰ ἐσθίοντι καὶ πίνοντι βοΐ τε καὶ ἵππῳ καὶ πᾶσιν ἐκτὸς ἀνθρώπου, οἷον τὰ ἐκ τῆς γῆς φυόμενα, καρπούς τε καὶ ὕλην καὶ χόρτον· ἀπὸ τούτων γὰρ καὶ τρέφονται καὶ αὔξονται καὶ ἄπονοι διάγουσιν οὐδὲν προσδεόμενοι ἄλλης διαίτης. καίτοι τήν γε ἀρχὴν ἔγωγε δοκέω καὶ τὸν ἄνθρωπον τοιαύτῃ τροφῇ κεχρῆσθαι. τὰ δὲ νῦν διαιτήματα εὑρημένα καὶ τετεχνημένα ἐν πολλῷ χρόνῳ γεγενῆσθαί μοι δοκεῖ. ὡς γὰρ ἔπασχον πολλά τε καὶ δεινὰ ὑπὸ ἰσχυρῆς τε καὶ θηριώδεος διαίτης, ὠμά τε καὶ ἄκρητα καὶ μεγάλας δυνάμιας ἔχοντα ἐσφερόμενοι· οἷά περ ἂν καὶ νῦν ὑπ' αὐτῶν πάσχοιεν, πόνοισί τε ἰσχυροῖσι καὶ νούσοισι περιπίπτοντες, καὶ διὰ τάχεος θανάτοισιν. ἧσσον μὲν οὖν ταῦτα τότε εἰκὸς ἦν πάσχειν διὰ τὴν συνήθειαν, ἰσχυρῶς δὲ καὶ τότε. καὶ τοὺς μὲν πλείστους τε καὶ ἀσθενεστέρην φύσιν ἔχοντας ἀπόλλυσθαι εἰκός, τοὺς δὲ τούτων ὑπερέχοντας πλείω χρόνον ἀντέχειν· ὥσπερ καὶ νῦν ἐκ τῶν ἰσχυρῶν βρωμάτων οἱ μὲν ῥηϊδίως ἀπαλλάσσονται, οἱ δὲ μετὰ πολλῶν πόνων τε καὶ κακῶν. διὰ δὴ ταύτην τὴν χρείην καὶ οὗτοί μοι δοκέουσι ζητῆσαι τροφὴν ἁρμόζουσαν τῇ φύσει καὶ εὑρεῖν ταύτην, ᾗ νῦν χρεώμεθα. ἐκ μὲν οὖν τῶν πυρῶν βρέξαντές σφας καὶ πτίσαντες καὶ καταλέσαντές τε καὶ διασήσαντες καὶ φορύξαντες καὶ ὀπτήσαν-

---

2 δὲ αὐτή A, δ' αὐτή M | ζητηθῆναι A, ζητεῖσθαι M | **3** τοῖσι AM, om Litt. | ταῦτα AM, ταὐτὰ Erm. Litt. Kuehl. | **5** δέ A, δ' M | **9** γάρ A, τε M | **11** γε A, om. M | δοκέω A, ἀξιῶ M | **12** τοιαύτην τροφὴν (in marg. τοιαύτῃ τροφῇ) χρῆσθαι A, τοιαύτῃ τροφῇ κεχρῆσθαι M | τὰ δέ A, γε add. M | **13** ἐν πολλῷ χρόνῳ M, om. A | **14** πολλά M, πολά A | ὑπὸ A, ἀπὸ M | **15** ὠμά τε A, σώματα M | **16** ἂν M, om. A | **18** διὰ τάχεος M, διαταχέως A | **22** ἐκ M, ἀπό A | **24** χρείην M, αἰτίην A | **26** σφας A, om. M | post πτίσαντες M add. πάντα | **27** φορύξαντες A, φρύξαντες M.

578 τες ἀπετέλεσαν ἄρτον, ἐκ δὲ τῶν κριθέων μᾶζαν· ἄλλα | τε συχνὰ περὶ ταῦτα πρηγματευσάμενοι ἥψησάν τε καὶ ὤπτησαν καὶ ἔμιξαν, καὶ ἐκέρασαν τὰ ἰσχυρά τε καὶ ἄκρητα τοῖς ἀσθενεστέροις πλάσσοντες πάντα πρὸς τὴν τοῦ ἀνθρώπου φύσιν τε καὶ δύναμιν, ἡγεύμενοι, ὅσων μέν, ἢν ἰσχυρὰ ᾖ, οὐ δυνήσεται κρατεῖν ἡ φύσις, ἢν ἐμφέρηται, ἀπὸ τούτων δ' αὐτῶν πόνους τε καὶ νούσους καὶ θανάτους ἔσεσθαι, ὁπόσων δ' ἂν δύνηται ἐπικρατεῖν, ἀπὸ τούτων τροφήν τε καὶ αὔξησιν καὶ ὑγιείην. τῷ δὲ εὑρήματι τούτῳ καὶ ζητήματι τί ἄν τις ὄνομα δικαιότερον ἢ προσῆκον μᾶλλον θείη ἢ ἰητρικήν; ὅτι γε εὕρηται ἐπὶ τῇ τοῦ ἀνθρώπου ὑγιείῃ τε καὶ σωτηρίῃ καὶ τροφῇ, ἄλλαγμα ἐκείνης τῆς διαίτης, ἐξ ἧς οἱ πόνοι καὶ νοῦσοι καὶ θάνατοι ἐγίνοντο.

Einen ganz anderen charakter trägt die kleine schrift ÜBER DEN ARZT. sie ist rein ärztlichen inhalts und frei von allem sophistischem beiwerk. Sie befaßt sich mit dem auftreten des arztes seinen kranken gegenüber und gibt einige wichtige prinzipielle anweisungen über die einrichtungen der ärztlichen werkstätte, der ärztlichen hilfsmittel und eine anzahl wesentlicher behandlungsgrundsätze.

HSS.: CEQ.

Περὶ ἰητροῦ.

IX 204 L. **1.** Ἰητροῦ μέν ἐστι προστασίη, ὁρῆν εὔχρως τε καὶ εὔσαρκος πρὸς τὴν ὑπάρχουσαν αὐτῷ φύσιν· ἀξιοῦνται γὰρ ὑπὸ τῶν πολλῶν οἱ μὴ εὖ διακείμενοι τὸ σῶμα οὕτως, οὐδ' ἂν ἑτέρων ἐπιμεληθῆναι καλῶς. ἔπειτα τὰ περὶ αὐτὸν καθαρίως

---

1 ἀπετέλεσαν M, ἀπετελέσαμεν A. | **2** συχνά M, πολλά A | περὶ ταύτην libri, π. ταῦτα Kuehl. | **3** τά A, om. M | **5** ὡς ἢν ἃ μὲν ἰσχυρὰ ᾖ A, ὅσα μὲν ἰσχυρότερα ᾖ M, ὅσων Diels | **6** ἐμφέρηται A, ἐσβάληται M | **7** ὁπόσων δ' ἢν A, ὅσων ἂν M | **8** τροφήν τε καὶ αὔξησιν καὶ ὑγιείην M, τροφή τε καὶ αὔξησις καὶ ὑγιεία A | **9** τούτῳ καὶ ζητήματι A, om. M | τί ἂν τις οὔνομα δικαιότερον ἢ προσῆκον μᾶλλον θείη A, τί ἂν οὖν ὄνομα δικαιότερον ἄν τις προσῆκον μᾶλλον θεῖτο M | γε A, om. M | **11** καὶ σωτηρίῃ καὶ τροφῇ A, καὶ τροφῇ καὶ σωτηρίης M | **12** ἐκείνης A, κείνης M | **13** καὶ θάνατοι A, om. M | ἐγίνοντο A, γίνονται M | **16** αὐτῷ οὖσαν E | **17** pro οὕτως Erm. αὐτοί | **18** ἔπειτα περὶ αὐτῶν καθαίρειν ὡς ἔχειν libri, ἔπειτα πρέπει αὐτὸν καθαρείως ἔχειν Erm., ἔπειτα τὰ περὶ αὐτὸν καθαρίως ἔχειν Litt.

ἔχειν, ἐσθῆτι χρηστῇ καὶ χρίσμασιν εὐόδμοις· πρὸς ἅπαντα ταῦτα γὰρ ἡδέως ἔχειν συμβαίνει τοὺς νοσέοντας. δεῖ δὲ σκοπεῖν τάδε περὶ τὴν ψυχὴν τὸν σώφρονα, μὴ μόνον τὸ σιγᾶν, ἀλλὰ καὶ περὶ τὸν βίον πάνυ εὔτακτον εἶναι· μέγιστα γὰρ ἔχει πρὸς δόξαν ἀγαθά, τὸ δὲ ἦθος εἶναι καλὸν καὶ ἀγαθόν, τοιοῦτον δ' ὄντα πᾶσι καὶ σεμνὸν καὶ φιλάνθρωπον· τὸ γὰρ προπετὲς καὶ τὸ πρόχειρον καταφρονεῖται, κἂν πάνυ χρήσιμον ᾖ. σκεπτέον δὲ ἐπὶ τῆς ἐξουσίης· τὰ γὰρ | αὐτὰ παρὰ τοῖς 206 αὐτοῖς σπανίως ἔχοντα ἀγαπᾶται[1]). σχήμασι δέ, ἀπὸ μὲν προσώπου σύννουν μὴ πικρῶς· αὐθάδης γὰρ δοκεῖ εἶναι καὶ μισάνθρωπος, ὁ δὲ εἰς γέλωτα ἀνιέμενος καὶ λίην ἱλαρὸς φορτικὸς ὑπολαμβάνεται· φυλακτέον δὲ τὸ τοιοῦτον οὐχ ἥκιστα. δίκαιον δὲ πρὸς πᾶσαν ὁμιλίην εἶναι· χρὴ γὰρ πολλὰ ἐπικουρεῖν δικαιοσύνην· πρὸς δὲ ἰητρὸν οὐ μικρὰ συναλλάγματα τοῖσι ἀρρωστέουσιν ἐστίν· καὶ γὰρ αὐτοὺς ὑποχειρίους ποιέουσι τοῖς ἰητροῖς, καὶ[2]) πᾶσαν ὥρην ἐντυγχάνουσι γυναιξίν, παρθένοις, καὶ τοῖς ἀξίοις πλείστου κτήμασιν· ἐγκρατέως οὖν δεῖ πρὸς ἅπαντα ἔχειν ταῦτα. τὴν μὲν οὖν ψυχὴν καὶ τὸ σῶμα οὕτω διακεῖσθαι.

2. Τὰ δὲ ἐς τὴν ἰητρικὴν τέχνην παραγγέλματα, δι' ὧν ἔστιν εἶναι τεχνικόν, ἀπ' ἀρχῆς συνοπτέον, ἀφ' ὧν καὶ μανθάνειν ὥνθρωπος ἄρξαιτο· τὰ τοίνυν ἐν ἰητρείῳ[3]) θεραπευό-

1 εὐόδμοις, ὀδμὴν ἔχουσιν ἀνυπόπτως πρὸς ἅπαντα· τοῦτο γάρ libri, glossema ὀδ. ἔχ. ἀνυπ. del. Erm. scribens εὐόδμοισι· πρὸς ἅπαντα ταῦτα, εὐόδμοις, ὀδμὴν ἔχουσιν ἀνυπόπτως· πρὸς ἅπαντα ταῦτα Litt. | **3** δὲ τοῦτον σκοπέειν τάδε περὶ τὴν ψυχὴν σώφρονα libri, δὲ σκοπέειν τάδε περὶ τὴν ψυχήν· σώφρονα Erm., δὲ σκοπέειν τ. π. τ. ψυχὴν τὸν σώφρονα Litt. **4** τὸ post βίον add. Litt., εἶναι post εὔτακτον add. Erm. | **6** πᾶσι καὶ φιλάνθρωπον καὶ ἐπιεικέα· τὸ γὰρ EQ, καὶ σεμνὸν καὶ φιλ. κ. ἐπιεικέα Erm. | **8** σκεπτέον Pétrequin, Litt., σκοπεῖν Foes., σκοπέειν Erm., σκοπόν libri | **9** ἔχοντα Litt. Erm., ἔχουσι libri | σχήμασι Litt. cum libris, σχήματι Erm. | **15** ἀρρωστέουσιν E, νοσοῦσιν cett. libri.

[1]) σκεπτέον δὲ . . . . . . ἀγαπᾶται = bei der freiheit des handelns (die er besitzt), muß er aber überlegen (was im einzelnen falle zu tun ist); denn die gleichen maßnahmen sind bei den gleichen leuten nur dann beliebt, wenn sie selten geschehen. [2]) Wechsel des subjekts: καὶ (οἱ νοσοῦντες) . . . . καὶ (οἱ ἰητροί). [3]) Die ἰατρεῖα oder ἰατρικὰ

μενα σχεδὸν μανθανόντων ἐστίν. δεῖ δὲ πρῶτον μὲν τόπον ἔχειν οἰκεῖον, ἔσται δὲ τοῦτο, ἐὰν μήτε πνεῦμα ἐς αὐτὸν παραγινόμενον ἐνοχλῇ μήθ' ἥλιος ἢ αὐγὴ λυπῇ. φῶς δὲ τηλαυγὲς τοῖς μὲν θεραπεύουσιν ἄλυπον, οὐχ ὁμοίως δὲ τοῖς θεραπευομένοις ὑπάρχει· πάντως μὲν οὖν τοιαύτην τὴν αὐγὴν μάλιστα φευκτέον, δι' ἣν συμβαίνει τοὺς ὀφθαλμοὺς νοσεῖν· τὸ μὲν οὖν φῶς τοιοῦτον εἶναι παρήγγελται· τοῦτο δέ, ὅπως μηδαμῶς ἐναντίως ἕξει τῷ προσώπῳ τὰς αὐγάς· προσενοχλεῖ γὰρ τὴν ὄψιν ἀσθενέως ἔχουσαν· πᾶσα δὲ ἱκανὴ πρόφασις ἀσθενέοντας ὀφθαλμοὺς ἐπιταράξαι· τῷ μὲν οὖν φωτὶ τοῦτον τὸν τρόπον χρηστέον ἐστίν. τοὺς δὲ δίφρους ὁμαλοὺς εἶναι τοῖς ὕψεσιν
208 ὅτι μάλιστα, ὅπως | κατ' αὐτοὺς ὦσιν[1]). χαλκώματι δὲ πλὴν τῶν ὀργάνων μηδενὶ χρῆσθω[2])· καλλωπισμὸς γάρ τις εἶναί μοι δοκεῖ φορτικὸς σκεύεσι τοιούτοισι χρῆσθαι. τὸ δ' ὕδωρ παρέχειν δεῖ πότιμον τοῖς θεραπευομένοις καὶ καθαρόν. τοῖς δὲ ἀπομάγμασιν καθαροῖς καὶ μαλθακοῖς χρῆσθαι, πρὸς μὲν τοὺς ὀφθαλμοὺς ὀθονίοις[3]), πρὸς δὲ τὰ τραύματα σπόγγοις· αὐτόματα γὰρ ταῦτα βοηθεῖν δοκεῖ καλῶς. τὰ δ' ὄργανα πάντα εὐήρη πρὸς τὴν χρείαν ὑπάρχειν δεῖ τῷ μεγέθει καὶ βάρει καὶ λεπτότητι.

3. Τὰ δὲ προσφερόμενα[4]) ἅπαντα μὲν χρὴ συνορῆν ὅπως συνοίσει· μάλιστα δὲ πλεῖστον, εἰ ὁμιλεῖν μέλλει τῷ νοσοῦντι μέρει· ταῦτα δέ ἐστιν ἐπιδέσματα καὶ φάρμακα καὶ τὰ περὶ

1 τόπον ἔχειν οἰκεῖον Litt., τ. ἔ. τῆς οἰκίης libri | **6** φευκτέον om. C | **13** χρῆσθαι Erm. | **22** συνοίσῃ libri, συνοίσει Litt.

ἐργαστήρια bildeten zugleich das sprechzimmer und den operationsraum des arztes, auch waren ihnen oft räume zur unterkunft und klinischen behandlung der kranken angegliedert. Ihre einrichtung war gewöhnlich privatangelegenheit des arztes. [1]) Der sinn des ὅπως κατ' αὐτοὺς ὦσιν ist schwer verständlich. Möglicherweise bedeutet es «damit (der arzt und der kranke) sich (in der richtigen stellung) gegen einander befinden» oder aber «damit sie (die stühle) zu einander passen» (wenn man sie nämlich zu bestimmten zwecken aneinander stellt, etwa um einen untersuchungs- oder operationstisch zu improvisieren). [2]) Die instrumente (ὄργανα, auch ἐργαλεῖα) waren gewöhnlich aus bronze. [3]) Leinen-Charpie. [4]) Dem προσφερόμενα entspricht am besten unser moderner terminus «Applikationen».

τὸ ἕλκος ὀθόνια καὶ τὰ καταπλάσματα[1])· πλεῖστον γὰρ χρόνον ταῦτα περὶ τοὺς νοσέοντάς ἐστι τόπους. ἡ δὲ μετὰ ταῦτα ἀφαίρεσις τούτων, ἀνάψυξίς τε καὶ περικάθαρσις, καὶ τῶν ὑδάτων κατάντλησις[2]), ὀλίγου τινός ἐστι χρόνου· καὶ ὅπου χρὴ μᾶλλόν τε καὶ ἧσσον ἐσκέψθαι δεῖ[3])· τούτων γὰρ ἀμφοτέρων ἡ χρῆσις εὔκαιρός τε καὶ μὴ γενομένων μεγάλην ἔχει διαφορήν.

Die schrift ÜBER DEN ANSTAND steht inhaltlich der schrift «Der Arzt» nahe. Sie gibt ebenfalls dem arzte anweisungen über sein verhalten im verkehr mit den kranken, über die art seines auftretens, die anwendungsform wichtiger heilmaßnahmen und ähnliches mehr.

HSS.: EFGHIJKLMQ.

Περὶ εὐσχημοσύνης.

2. Πᾶσαι[4]) γὰρ αἱ μὴ μετ' αἰσχροκερδείης καὶ ἀσχη- IX 226 L
μοσύνης καλαί, ἦσι μέθοδός τις ἐοῦσα τεχνικὴ ἐργάζεται·
ἀλλ' εἴ γε μή, μὴ πρὸς ἀναιτίην δημευτέαι. νέοι τε γὰρ
αὐτοῖσιν ἐμπίπτουσιν· | ἀκμάζοντες δὲ δι' ἐντροπίην ἱδρῶτας 228
τίθενται βλέποντες· πρεσβῦται δὲ διὰ πικρίην νομοθεσίην τίθενται ἀναίρεσιν ἐκ τῶν πόλεων. καὶ γὰρ ἀγορὴν ἐργαζόμενοι οὗτοι μετὰ βαναυσίης ἀπατέοντες καὶ ἐν πόλεσιν ἀνακυκλέοντες οἱ αὐτοί. ἴδοι δέ τις ἂν καὶ ἐπ' ἐσθῆτος καὶ ἐν τῇσιν ἄλλῃσι περιγραφῇσι· κἢν γὰρ ἔωσιν ὑπερηφανέως κεκο-

4 καὶ τί ποιῆσαι ὅπου χρή libri, καί τι ποιῆσαι ὅπου χρή, τὸ Erm., τι ποιῆσαι del. Litt. | 8 εὐσχημοσύνης EK, ἀσχημοσύνης cett. | 9 καλαί, ἦσι Duebnerus, κἀκείνοισι libri | 10 ἀλλ' εἴ γε μὴ πρὸς ἀναιτίην δημευταί libri, ἀλλ' εἴ γε μή, μὴ π. ἀν. δημευτέαι Litt., ἀλλ' εἴ γε μή, πρὸς ἀναίδειαν δημεύονται Erm. | 11 αὐταί εἰσιν L, αὐτέοισιν cett. | 14 οὗτοι libri, οὗτοι Litt.

[1]) Umschläge. [2]) Die durchtränkung mit wasser (um den festgetrockneten verband leichter zu lösen). [3]) Der sinn ist: wo es auf ein mehr oder minder der ärztlichen maßnahmen ankommt, da soll der arzt dies wohl erwägen. [4]) sc. σοφίαι. Im ersten kapitel ist von der σοφία im allgemeinen und von den verschiedenen wissenszweigen die rede.

σμημένοι, πολὺ μᾶλλον φευκτέοι καὶ μισητέοι τοῖσι θεωμένοισίν εἰσιν.

3. Τὴν δὲ ἐναντίην[1]) χρὴ ὧδε σκοπεῖν· οἷς οὐ διδακτὴ κατασκευή, οὐδὲ περιεργίη· ἔκ τε γὰρ περιβολῆς καὶ τῆς ἐν ταύτῃ εὐσχημοσύνης καὶ ἀφελείης, οὐ πρὸς περιεργίην πεφυκυίης, ἀλλὰ μᾶλλον πρὸς εὐδοξίην, τό τε σύννουν, καὶ τὸ ἐν νῷ πρὸς ἑωυτοὺς διακεῖσθαι, πρός τε τὴν πορείην· οἵ τε ἐν ἑκάστῳ σχήματι τοιοῦτοι· ἀδιάχυτοι, ἀπερίεργοι, πικροὶ πρὸς τὰς συναντήσιας, εὔθετοι πρὸς τὰς ἀποκρίσιας, χαλεποὶ πρὸς τὰς ἀντιπτώσιας, πρὸς τὰς ὁμοιότητας εὔστοχοι καὶ ὁμιλητικοί, εὔκρητοι πρὸς ἅπαντας, πρὸς τὰς ἀναστάσιας σιγητικοί, πρὸς τὰς ἀποσιγήσιας ἐνθυμηματικοὶ καὶ καρτερικοί, πρὸς τὸν καιρὸν εὔθετοι καὶ λημματικοί, πρὸς τὰς τροφὰς εὔχρηστοι καὶ αὐτάρκεες, ὑπομενητικοὶ πρὸς καιροῦ τὴν ὑπομονήν, πρὸς λόγους ἀνυστοὺς πᾶν τὸ ὑποδειχθὲν ἐκφέροντες, εὐεπίῃ χρώμενοι, χάριτι διατιθέμενοι, δόξῃ τῇ ἐκ τούτων δυσχυριζόμενοι, ἐς ἀληθείην πρὸς τὸ ὑποδειχθὲν ἀποτερματιζόμενοι.

232 5. | Διὸ δεῖ ἀναλαμβάνοντα τούτων τῶν προειρημένων[2]) ἕκαστα, μετάγειν τὴν σοφίην ἐς τὴν ἰητρικὴν καὶ τὴν ἰητρικὴν ἐς τὴν σοφίην. ἰητρὸς γὰρ φιλόσοφος ἰσόθεος· οὐ πολλὴ γὰρ

---

3 τὴν δὲ ἐναντίην χρειῶδες σκοπέειν οἷς libri, τοῖς δ' ἐναντίοις χρηώδεις· σκοπέειν δὲ καὶ L., τ. δ. ἐν. χρὴ ὧδε σκοπέειν· οἷς Litt. **7** ἐν νῷ libri, ἐννόως Erm. | οἵ τε ἑκάστῳ σχήματι τοιοῦτοι libri, ἔν τε ἑκ. σχ. τοιοῦτοι Weigelius, οἵ τε ἐν ἑκ. σχ. τοιοῦτοι Erm., οἷοι ἕκαστοι σχήματι τοιοῦτοι Duebnerus | **11** εὔκριτοι EL, εὔκρητοι cett. | **14** ὑπομενητικοί M, ὑπομνηματικοί L, ὑπομονητικοί cett. | πρὸς καιρὸν πρὸς ὑπομονήν libri, πρὸς καιροῦ τὴν ὑπομονήν Litt., πρ. κ. ὑπ. Erm. | **15** ἀνυστούς M, ἀνυστοί cett. | **17** ἀποτολματιζόμενοι K, ἀποτελματιζόμενοι cett., ἀποτερματιζόμενοι Coraës | **18** δὴ EGHJKM, δεῖ cett. | **20** φιλόθεος I, φιλόσοφος cett.

---

[1]) sc. σοφίην. [2]) Das vorangehende IV. kapitel ist dunkel. Littré (IX s. 231) faßt seinen inhalt folgendermaßen zusammen: «En toute sagesse, en tout art, il y a la nature et l'opinion, ou, si vous voulez, la réalité et l'hypothèse. La nature, la réalité ont le premier rang; la sagesse n'est faite que pour connaître la réalité, la nature. Ceux qui n'ont qu'une partie, c'est-à-dire l'opinion, l'hypothèse, n'aboutissent pas, et dès lors sont rejetés vers le côté du charlatanisme, de

διαφορὴ ἐπὶ τὰ ἕτερα· καὶ γὰρ ἔνι τὰ πρὸς σοφίην ἐν ἰητρικῇ
πάντα, ἀφιλαργυρίη, ἐντροπή, ἐρυθρίησις, καταστολή, δόξα,
κρίσις, ἡσυχίη, ἀπάντησις, καθαριότης, γνωμολογίη, εἴδησις
τῶν πρὸς βίου χρηστῶν καὶ ἀναγκαίων, | ἀκαθαρσίης ἀπεμ- 234
πόλησις, ἀδεισιδαιμονίη, ὑπεροχὴ θεία. ἔχουσι γάρ, ἃ ἔχουσι,
πρὸς ἀκολασίην, πρὸς βαναυσίην, πρὸς ἀπληστίην, πρὸς ἐπι-
θυμίην, πρὸς ἀφαίρεσιν, πρὸς ἀναιδείην. αὕτη γὰρ ἡ γνῶσις
τῶν προσιόντων καὶ χρῆσις τῶν πρὸς φιλίην, καὶ ὡς καὶ
ὁκοίως τὰ πρὸς τέκνα, πρὸς χρήματα. ταύτῃ μὲν οὖν ἐπι-
κοινωνὸς σοφίῃ τις, ὅτι καὶ ταῦτα τὰ πλεῖστα ὁ ἰητρὸς ἔχει.

7. | Ὄντων οὖν τοιούτων τῶν προειρημένων[1]) ἁπάντων, 236
χρὴ τὸν ἰητρὸν ἔχειν τινα εὐτραπελίην παρακειμένην· τὸ γὰρ
αὐστηρὸν δυσπρόσιτον καὶ τοῖσιν ὑγιαίνουσι καὶ τοῖσι νοσέουσιν.
τηρεῖν δὲ χρῆ ἑωυτὸν ὅτι μάλιστα, μὴ πολλὰ φαίνοντα τῶν
τοῦ σώματος μερέων μηδὲ πολλὰ λεσχηνευόμενον τοῖσιν ἰδιώ-
τῃσιν, ἀλλὰ τἀναγκαῖα· νομίζεται γὰρ τοῦτο βίη εἶναι ἐς
πρόκλησιν θεραπηίης. ποιεῖν δὲ κάρτα μηδὲν περιέργως αὐτῶν
μηδὲ μετὰ φαντασίης· ἐσκέφθω δὲ ταῦτα πάντα, ὅκως ᾖ σοι
προκατηρτισμένα ἐς τὴν εὐπορίην, ὡς δέοι· εἰ δὲ μή, ἐπὶ τοῦ
χρέους ἀπορίη αἰεί.

11. | Ἐπὴν δὲ ἐσίῃς πρὸς τὸν νοσέοντα, τούτων[2]) σοι 238
ἀπηρτισμένων, ἵνα μὴ ἀπορῇς, εὐθέτως ἔχων ἕκαστα πρὸς τὸ
ποιησόμενον, ἴσθι γιγνώσκων, ὃ χρὴ ποιεῖν πρὶν ἐσελθεῖν· πολλὰ

---

4 βίου GIJM, βίον cett. | **7** ἀναιδείην ἐνιδεῖν libri, ἐνιδεῖν om. Litt. | ἡ E, om. cett. | **8** ὡς καὶ ὁκοίως τὰ om. Erm. | **10** καὶ τὰ πλεῖστα EK, καὶ om. cett. | **14** φαίνονται EIJM, φαίνοντα cett. | **16** νομίζει γὰρ τοῦτο βίη εἶναι ἐς πρόσκλησιν θεραπηίης libri, νομίζεται γὰρ τ. β. ει. ἐς πρόκλησιν θ. Erm., νομίζειν γὰρ τωὐτὸ βίη εἶναι ἐς πρόκλησιν θ. Littr. | **18** κατὰ φαντασίην L, μετὰ φαντασίης cett. | ἦσι J, ᾖ σοι cett. | **20** ἀπορίη αἰεὶ δεῖ EHIJLM, δεῖ del. Erm., ἀηδὴς pro αἰεὶ δεῖ Litt. | **21** ἐσθίῃς pro ἐσίῃς M | **23** πρὶν ἢ EFGHJL, πρίν cett.

---

la tromperie et du gain honteux. Mais ceux chez qui l'intelligence est homogène, c'est-à-dire chez qui existe le juste rapport entre la réalité et l'opinion, sont dans la bonne voie». [1]) Im VI. kapitel ist die rede von den beziehungen des arztes zur religion. [2]) In den drei vorangehenden kapiteln war von verschiedenen wichtigen handreichungen, behandlungsarten und arzneibereitungsweisen die rede.

γὰρ οὐδὲ συλλογισμοῦ, ἀλλὰ βοηθείης δεῖται τῶν πραγμάτων. προδιαστέλλεσθαι οὖν χρὴ τὸ ἐκβησόμενον ἐκ τῆς ἐμπειρίης· ἔνδοξον γὰρ καὶ εὐμαθές.

12. Ἐν δὲ τῇ εἰσόδῳ μεμνῆσθαι καὶ καθέδρης, καὶ καταστολῆς, περιστολῆς, ἀνακυριώσιος, βραχυλογίης, ἀταρακτοποιησίης, προσεδρίης, ἐπιμελείης, ἀντιλέξιος πρὸς τὰ ἀπαντώμενα, πρὸς τοὺς ὄχλους τοὺς ἐπιγινομένους εὐσταθείης τῆς ἐν ἑωυτῷ, πρὸς τοὺς θορύβους ἐπιπλήξιος, πρὸς τὰς ὑπουργίας ἑτοιμασίης. ἐπὶ τούτοισι μέμνησο παρασκευῆς τῆς πρώτης· εἰ δὲ μή, τὰ κατ' ἄλλα ἀδιάπτωτον, ἐξ ὧν παραγγέλλεται εἰς ἑτοιμασίην[1]).

13. Ἐσόδῳ χρέο πυκνῶς, ἐπισκέπτεο ἐπιμελέστερον, τοῖσιν ἀπατωμένοισιν ἐπὶ τὰς μεταβολὰς ἀπαντῶν· ῥᾷον γὰρ εἴσῃ, ἅμα δὲ καὶ εὐμαρέστερος ἔσῃ[2]).

14. Ἐπιτηρεῖν δὲ δεῖ καὶ τὰς ἁμαρτίας τῶν καμνόντων, δι' ὧν πολλοὶ πολλάκις διεψεύσαντο ἐν τοῖσι προσάρμασι τῶν προσφερομένων· ἐπεὶ τὰ μισητὰ ποτήματα οὐ λαμβάνοντες, ἢ φαρμακευόμενοι, ἢ θεραπευόμενοι, ἀνῃρέθησαν. καὶ αὐτῶν μὲν οὐ πρὸς ὁμολογίην τρέπεται τὸ ποιηθέν, τῷ δὲ ἰητρῷ τὴν αἰτίην προσῆψαν.

15. Ἐσκέφθαι δὲ χρὴ καὶ τὰ περὶ ἀνακλίσεων, ἃ μὲν αὐτῶν πρὸς τὴν ὥρην, ἃ δὲ καὶ πρὸς τὰ γένεα. οἱ μὲν γὰρ αὐτῶν ἐς εὐπνόους, οἱ δὲ ἐς καταγείους καὶ σκοτεινοὺς τόπους· τά τε ἀπὸ ψόφων καὶ ὀσμῶν, μάλιστα δ' ἀπὸ οἴνου, χειροτέρη γὰρ αὕτη, φυγεῖν δὲ καὶ μετατιθέναι.

---

7 ἐπιγενομένους H, ἐπιγινομένους cett. | **15** ἐμπειρίας FG, ἁμαρτίας cett. | **17** ἐπεί LMQ, ἐπί EFGHIJK | **19** οὐ πρὸς ὁμολογίην M, οὐχ ὡς ὁμ. cett. | **23** ἐς πόνους libri, ἐς θρόνους Cornarius, ἐς εὐπνόους Erm., ἐς ὑψηλούς, οἱ δὲ ἐς μὴ ὑψηλούς Litt. | **25** δέ libri, δεῖ Weigelius.

---

1) Der sinn dieser stelle ist der: bei seinen maßnahmen soll der arzt die von ihm zuerst getroffene verordnung im gedächtnis haben. Hat er dies aber nicht mehr, so soll er doch bei dem übrigen, was er vorschriftsmäßig zur hülfeleistung anordnet, unerschütterlich sein (um nicht das vertrauen seines kranken zu verlieren). 2) Es folgt eine etwas unklare begründuug des gesagten mit dem hinweis auf die veränderlichkeit des krankheitsbildes.

16. Πρήσσειν δ' ἅπαντα ταῦτα ἡσύχως, εὐσταλέως, μεθ' ὑπουργίης τὰ πολλὰ τὸν νοσέοντα ὑποκρυπτόμενον· ἃ δὲ χρή, παρακελεύοντα ἱλαρῶς καὶ εὐδιεινῶς, σφέτερα δὲ ἀποτρεπόμενον, ἅμα μὲν ἐπιπλήσσειν μετὰ πικρίης καὶ ἐντάσεων, ἅμα δὲ παραμυθεῖσθαι μετ' ἐπιστροφῆς καὶ ὑποδέξιος, μηδὲν ἐπιδεικνύντα τῶν ἐσομένων ἢ ἐνεστώτων αὐτοῖσι· πολλοὶ γὰρ δι' αἰτίην ταύτην ἐφ' ἑκάτερα ἀπεώσθησαν, διὰ τὴν πρόρρησιν τὴν προειρημένην τῶν ἐνεστώτων ἢ ἐπεσομένων.

17. Τῶν δὲ μανθανόντων ἔστω τις ὁ ἐφεστώς, ὅκως τοῖσι παραγγέλμασιν οὐ πικρῶς χρήσεται, ποιήσει δὲ ὑπουργίην τὸ προσταχθέν. ἐκλέγεσθαι δὲ αὐτῶν ἤδη τοὺς ἐς τὰ τῆς τέχνης εἰλημμένους, προσδοῦναί τι τῶν ἐς τὸ χρέος, ἢ ἀσφαλέως προσενεγκεῖν· ὅκως τε ἐν διαστήμασι μηδὲν λανθάνῃ σε· ἐπιτροπὴν δὲ τοῖσιν ἰδιώτῃσι μηδέποτε διδοὺς περὶ μηδενός· εἰ δὲ μή, τὸ κακῶς πρηχθὲν εἰς σὲ χωρῆσαι τὸν ψόγον ἐᾷ· <ἐὰν δὲ> μήποτ' ἀμφιβόλως ἔχῃ, ἐξ ὧν τὸ μεθοδευθὲν χωρήσει, καὶ οὐ σοὶ τὸν ψόγον περιάψει, καὶ τευχθὲν δὲ πρὸς τὸ γένος ἔσται· πρόλεγε οὖν ταῦτα πάντα ἐπὶ τῶν ποιευμένων, οἷς καὶ τὸ ἐπεγνῶσθαι πρόκειται.

18. Τοιούτων δὲ ἐόντων τῶν πρὸς εὐδοξίην καὶ εὐσχημοσύνην τῶν ἐν τῇ σοφίῃ καὶ ἰητρικῇ καὶ ἐν τῇσιν ἄλλῃσι τέχνῃσι, χρὴ τὸν ἰητρὸν διειληφότα τὰ μέρεα περὶ ὧν εἰρήκαμεν, περιεννύμενον πάντοτε τὴν ἑτέρην διατηρέοντα φυλάσσειν, καὶ παραδιδόντα ποιεῖσθαι· εὐκλεᾶ γὰρ ἐόντα πᾶσιν ἀνθρώποισι διαφυλάσσεται· οἵ τε δι' αὐτῶν ὁδεύσαντες δοξασταὶ πρὸς γονέων καὶ τέκνων· κἢν τινες αὐτῶν μὴ πολλὰ γιγνώσκωσιν, ὑπ' αὐτῶν τῶν πρηγμάτων ἐς σύνεσιν καθίστανται.

---

2 ὧδε libri, ἅ δε Zwingerus, ἃ δὲ Matthiaeus | **3** εὐδιεινῶς EFGHJK, εὐδινῶς M | **4** ἐντάσεων libri, ἐνστάσεων Zwingerus, ἐντάσεως Gesnerus, ἐντάσιος Erm. | **6** ἐπιδεικνύντα EM, ὑποδεικνύντα cett. | **7** ταύτην om. HJ | **8** ἐσομένων K, ἐπεσομένων cett. | **10** οὐ πικρῶς libri, οὐκ ἀκαίρως Litt. | ὑπουργίην libri, ὑπουργέειν Erm. | **12** τὰ τῆς τέχνης EHIM, τῆς om. cett. | προδοῦναι FGIJ, προσδοῦναι cett. | **15** προηχθέν FGIJ, πρηχθέν cett. | εἰς σὲ χωρήσει τοῦ ψόγου, ἐὰν μήποτ' libri, εἰς σὲ χωρῆσαι τὸν ψόγον ἐᾷ· μήποτ' Litt., εἰς σὲ χ. τ. ψ. ἐᾷ· <ἐὰν δὲ> Schonack | **18** γένος libri, κλέος Litt. | **20** τοιουτέων Litt., τουτέων libri.

Auch die VORSCHRIFTEN sind ihrem inhalt nach den vorangehenden abhandlungen verwandt. Sie handeln gleichfalls von dem sittlichen verhalten des arztes. Die ersten kapitel passen freilich in diesen zusammenhang nicht hinein, sie erörtern in etwas dunkler weise die berechtigung und das wesen der reinen verstandestätigkeit in der auf beobachtung und erfahrung gegründeten berufstätigkeit des arztes.

HSS.: EFGHIJKLMQ.

Παραγγελίαι.

X 254 L 4. Παραινέσιος δ' ἂν καὶ τοῦτο ἐπιδεηθείη τῆς θεωρίης·
εἰ γὰρ ἄρξαιο παρὰ μισθαρίων — συμβάλλει γάρ τι τῷ σύμ-
παντι — τῷ μὲν ἀλγέοντι τοιαύτην διανόησιν ἐμποιήσεις τὴν
256 ὅτι ἀπολιπὼν | αὐτὸν πορεύσῃ μὴ συνθέμενος, ἢ ὅτι ἀμελή-
σεις, παὶ οὐχ ὑποθήσεις τινὰ τῷ παρεόντι. ἐπιμελεῖσθαι οὖν
οὐ δεῖ περὶ στάσιος μισθοῦ· ἄχρηστον γὰρ ἡγεύμεθα ἐνθύ-
μησιν ὀχλεομένῳ τὴν τοιαύτην, πολὺ δὲ μᾶλλον ἐν ὀξεῖ νο-
σήματι· νόσου γὰρ ταχύτης καιρὸν μὴ διδοῦσα ἐς ἀναστροφὴν
οὐκ ἐποτρύνει τὸν καλῶς ἰητρεύοντα ζητεῖν τὸ λυσιτελές,
ἔχεσθαι δὲ δόξης μᾶλλον· κρέσσον οὖν σωζομένοισιν ὀνειδί-
ζειν ἢ ὀλεθρίως ἔχοντας προμύσσειν.

5. Καίτοι ἔνιοι νοσέοντες τὸ ξενοπρεπὲς καὶ τὸ ἄδηλον
προκρίνοντες ἄξιοι μὲν ἀμελίης, οὐ μέντοι γε κολάσιος· διὸ
τούτοισιν ἀντιτάξῃ εἰκότως μεταβολῆς ἐπὶ σάλου πορευομέ-
258 νοισιν. | τίς γάρ, ὦ πρὸς Διός, ἠδελφισμένος ἰητρὸς ἰητρεύειν
πεισθείη ἀτεραμνίῃ; ὥστ' ἐν ἀρχῇ ἀνακρίνοντα πᾶν πάθος μὴ
οὐχ ὑποθέσθαι τινὰ συμφέροντα ἐς θεραπηίην, ἀποθεραπεῦσαί
τε τὸν νοσέοντα καὶ μὴ παριδεῖν.

---

1 παραινέσειν (?) M | ἔτι δεηθείη Coraës | **2** περὶ EFGHJK, συμβάλλει . . . σύμπαντι post θεωρίης et ante εἰ γὰρ ἄρξαιο Coraës, Erm. | καὶ ante τῷ add. L Q | **4** συνθέμενον Coraës | **5** ὑποθήσῃ Coraës | ἐπιμελεῖσθαι οὖν δεῖ M, ἐπιμ. δεῖ οὖν cett. libri, ἐπιμελεῖσθαι δὴ οὐ Coraës, ἐπιμ. οὖν οὐ δεῖ Litt. | **6** ἐνθυμήσειν FGHJM | **7** ὀξὺ νόσημά τι M | **11** προμύσσειν libri, προσμύσσειν Erm., προσνύσσειν Coraës | **12** ἀξιοῦσι post νοσέοντες libri, del. Erm., ἀλλάσσουσι pro ἀξιοῦσι Litt. | ἄδηλον Martinus, εὔδηλον libri | **13** προκρίνοντες post κολάσιος libri, del. Martinus | **16** ἀνακρινέοντας libri, ἀνακρίνοντα Litt., ἀνακρίναντα Erm. | post πᾶν add. τὸ Erm. | **18** τὴν ἐπικαρπίην ἄνευ τῆς ἐπισκευαζούσης πρὸς μάθησιν ἐπιθυμίης post παριδεῖν (in fine c. 5) Erm.

6. Τῆς δ' ἐπικαρπίης, μὴ ἄνευ τῆς ἐπισκευαζούσης πρὸς μάθησιν ἐπιθυμίης. παρακελεύομαι δὲ μὴ λίην ἀπανθρωπίην εἰσάγειν, ἀλλ' ἀποβλέπειν ἔς τε περιουσίην καὶ οὐσίην· ὁτὲ δὲ προῖκα, ἀναφέρων μνήνην εὐχαριστίης προτέρην ἢ παρεοῦσαν εὐδοκίην. ἣν δὲ καιρὸς εἴη χορηγίης ξένῳ τε ἐόντι καὶ ἀπορέοντι, μάλιστα ἐπαρκεῖν τοῖσι τοιούτοισιν· ἣν γὰρ παρῇ φιλανθρωπίη, πάρεστι καὶ φιλοτεχνίη. ἔνιοι γὰρ νοσέοντες ᾐσθημένοι τὸ περὶ ἑωυτοὺς πάθος μὴ ἐὸν ἐν ἀσφαλείῃ καὶ τῇ τοῦ ἰητροῦ ἐπιεικείῃ εὐδοκέουσι μεταλλάσσοντες ἐς ὑγιείην. εὖ δ' ἔχει νοσεόντων μὲν ἐπιστατεῖν ἕνεκεν ὑγιοίης· ὑγιαινόντων δὲ φροντίζειν ἕνεκεν ἀνοσίης· φροντίζειν καὶ ὑγιαινόντων ἕνεκεν εὐσχημοσύνης.

7. Οἱ μὲν οὖν ἐόντες ἐν βυθῷ ἀτεχνίης τῶν προλελεγμένων οὐκ ἂν αἰσθάνοιντο. καὶ γὰρ οὗτοι ἀνίητροι ἐόντες, ἐλέγχῃ, ἐκ ποδὸς ὑψεύμενοι, τύχης γε μὴν δεόμενοι, ὑπό τινων εὐπόρων καὶ ἀσθενῶν | ἔνδοσιν ἀναλαμβανόντων ἑκατέρῃ 260 ἐπιτυχίῃ εὐδοκιμέουσι, καὶ διαπιπτόντων ἐπὶ τὸ χεῖρον, καταχλιδεῦσαι καταμεμεληκότες τὰ τῆς τέχνης ἀνυπεύθυνα· ἐφ' οἷς ἂν ἰητρὸς ἀγαθὸς ἀκμάζοι ὁμότεχνος καλεόμενος· ὁ δὲ τὰς ἀκέσιας ἀναμαρτήτους ῥηιδίως ἐπιτελέων οὐδὲν ἂν τούτων παραβαίη, οὐ πάντῃ σπάνει τοῦ δύνασθαι· οὐ γὰρ ἄπιστός ἐστιν ὡς ἐν ἀδικίῃ. πρὸς γὰρ θεραπηίην οὐ γίνονται, σκοπέοντες διάθεσιν φονώδεα, φυλασσόμενοι ἑτέρων ἰητρῶν

1 πρός codd. Parisini, ἐς M | **3** γε pro τε Litt. | ὁτέ J, ὅτε ceteri | **4** προτέρην libri, πρότερον Erm. | **5** εὐδοκίην M, εὐδοκιμίην ceteri, Erm. | **6** εἰ Erm., ἣν libri | **8** ἐών I, ἐόν ceteri | **9** εὐδοκιμέουσι, μεταλλάσσοντες (μαλάσσοντες J) libri, εὐδοκέοντες μεταλλάσσονται Litt, εὐδοκέουσι μεταλλάσσοντες Erm. | **11** φροντίζειν καὶ ὑγιαινόντων libri, φροντίζειν δὲ καὶ ἑωυτῶν Erm. | **15** ἔλεγχοι libri, ἐλέγχῃ Litt , ἐλέγχοιντ' ἂν Erm. | **16** εὐπόρων καὶ στενῶν ἔνδοσιν ἀναλαμβάνονται· ἑκάτεροι ἐπὶ τεύχεσιν εὐδοκιμέοντες libri, εὐπ. κ. ἀσθενῶν ἔνδοσ. ἀναλαμβανόντων ἑκατέρῃ ἐπιτυχίῃ εὐδοκιμέουσι Litt., εὐπ. κ. στενῶν ἔνδοσ. ἀναλαμβανόντων, ἑκατέρῃ ἐπὴν ἐπτύχωσι, εὐδοκιμέουσι Erm. | **17** διαπίπτοντες libri, διαπιπτόντων Litt., Erm. | **19** ἀκμάζῃ K, ἀκμάζοι cett. | **20** ἀναμετρήτους ELQ, ἀναμαρτήτους cett. | **21** παντὶ libri, πάντῃ Litt., οὐ παντὶ del. Erm. | **23** φονώδεα Erm., φθεγγώδεα FGJ, φλεγγώδεα K, φλεβοδονώδεα Calvus, ἐργώδεα Martinus, φθινώδεα Litt.

ἐπεισαγωγήν, ἐνόντες ἐν μισοπονηρίῃ βοηθήσιος. οἵ τε νοσέοντες ἀνιώμενοι νήχονται ἐπὶ ἑκατέρῃ μοχθηρίῃ· μὴ ἐγκεχειρηκότες ἑωυτοὺς ἕως τέλους τῇ ἐν τῇ τέχνῃ πλείονι θεραπηίῃ· ἄνεσις γὰρ νούσου τινὸς κάμνοντι παρέχει μεγάλην ἀλεωρήν· διὸ δεόμενοι τὴν ὑγιεινὴν θιάθεσιν οὐκ ἐθέλουσι τὴν αὐτὴν
262 χρῆσιν αἰεὶ προσδέχεσθαι, ὁμονοέοντες ἰητροῦ ποικιλίῃ. | πολυτελείης γὰρ ἀπορέουσιν οἱ νοσέοντες, κακοτροπίῃ προσκυνεῦντες καὶ ἀχαριστέοντες συντυχεῖν, δυνατοὶ δ' ἐόντες εὐπορεῖν, διαντλίζονται περὶ μισθαρίων, ἀτρεκέως ἐθέλοντες ὑγιέες εἶναι εἵνεκεν ἐργασίης τόκων ἢ γεωργίης, ἀφροντιστέοντες μὴ ὑπὲρ αὐτῶν λαμβάνειν.

8. Περὶ σημασίης τοιαύτης ἅλις ἔστω· ἄνεσις γὰρ καὶ ἐπίτασις νοσέοντος ἐπινέμησιν ἰητρικὴν[1]) κέχρηνται. οὐκ ἄσχημον δέ, οὐδ' ἤν τις ἰητρὸς στενοχωρέων τῷ παρεόντι ἐπί τινι νοσέοντι καὶ ἐπισκοτεόμενος τῇ ἀπειρίῃ κελεύῃ καὶ ἑτέρους εἰσάγειν εἵνεκα τοῦ ἐκ κοινολογίης ἱστορῆσαι τὰ περὶ τὸν νοσέοντα, καὶ συνεργοὺς γενέσθαι ἐς εὐπορίην βοηθήσιος. ἐν γὰρ κακοπαθείης παρεδρίῃ, ἐπιτείνοντος τοῦ πάθεος, δι' ἀπορίην
264 τὰ πλεῖστα ἐκκλίνουσι τῷ παρεόντι· θαρ|ρητέον οὖν ἐν καιρῷ τοιούτῳ· οὐδέποτε γὰρ ἐγὼ τὸ τοιοῦτο ὁριεῦμαι, ὅτι ἡ τέχνη κέκριται περὶ τούτου. μηδέποτε φιλονεικεῖν προσκυρέοντας ἀλλήλοισι καὶ κατασιλλαίνειν· ὃ γὰρ ἂν μεθ' ὅρκου ἐρέω, οὐδέποτε ἰητροῦ συλλογισμὸς φθονήσειεν ἂν ἑτέρῳ, ἀκιδνὸς γὰρ ἂν φανείη· ἀλλὰ μᾶλλον οἱ ἀγχιστεύοντες ἀγοραίης ἐρ-

1 ἐνόντες M, αἰνοῦντες cett., αἰνέοντες Erm. | μισοπονηρίῃ libri, μισοπονηρίην Erm. | **2** ἀνιώμενοι libri, Erm., ἀνιέμενοι Matthiaeus, Litt. | **6** ὁμοιοῦντες ἰητροῦ ποικιλίῃ. πολυτελείης γὰρ ἀπορέουσιν οἱ νοσέοντες, κακοτροπίῃ προσκυνεῦντες libri, ὁμονοέοντες ἰ. π. κτλ. Erm., μὴ νοέοντες ἰητροῦ ποικιλίην. πολυτελεῖς γὰρ ἀπορέουσιν ἐόντες, κ. προσκυρεῦντες Litt. | **8** διαντλίζονται libri, διαλογίζονται Erm. | ἀφροντιστέοντες περὶ αὐτέων λαμβάνειν libri, ἀφρ. μὴ ὑπὲρ αὐτέων λ. Litt. | **13** κέκτηνται libri, κέχρηνται Coraës | ἄσχημον Litt. Erm., ἀσχήμων libri | **15** κελεύοι EFGHIJ **20** τοιοῦτον EHJK, τοιοῦτο cett. | **23** συλλογισμός EKQ, λογισμός cett.

1) ἐπιν. ἰητρ. = ärztliche anordnung (Littré übersetzt l'administration médicale).

γασίης πρήσσουσι ταῦτα εὐμαρέως· καίτοι[1]) γε οὐδὲ ψευδέως κατανενόηται· πάσῃ γὰρ εὐπορίῃ ἀπορίη ἔνεστι[2]).

10. Φευκτέη δὲ καὶ θρύψις ἐπικρατίδων διὰ προσκύρησιν 266
ἀκέσιος, ὀδμή τε περίεργος· διὰ γὰρ ἱκανὴν ἀσυνηθείην διαβολὴν κέκτησαι, διὰ δὲ τὴν ὀλίγην, εὐσχημοσύνην· ἐν γὰρ μέρει πόνος ὀλίγος, ἐν πᾶσι ἱκανός. εὐχαριστίην δὲ οὐ περιαιρέω· ἀξίη γὰρ ἰητρικῆς προστασίης.

11. Προσθέσιος δὲ δι' ὀργάνων καὶ σημαντικῶν ἐπιδείξιος, καὶ τῶν τοιουτοτρόπων μνήμην παρεῖναι.

12. Ἢν δὲ καὶ εἵνεκα ὁμίλου θέλῃς ἀκρόασιν ποιήσασθαι, οὐκ ἀγακλεῶς ἐπιθυμεῖς, μὴ μέντοι γε μετὰ μαρτυρίης ποιητικῆς· ἀδυναμίην γὰρ ἐμφαίνει φιλοπονίη[3]).

---

3 θρύψις Trillerus, τρίψις libri | **4** ἀξυνηθείην Kuehnius, ξεινοσύνην Trillerus, ἀξυνήθειαν Erm., ἀξυνεσίην libri | **6** εὐχαρίην M, εὐχαριστίην cett.

---

[1]) καίτοι . . . . . ἔνεστι = indessen war der Gedanke (einer gemeinsamen besprechung) durchaus nicht verkehrt; denn jedem überfluß liegt ein Mangel zugrunde.

[2]) Das für den zusammenhang entbehrliche 9. kapitel erörtert in unklarer weise, wie der tüchtige arzt die natürliche konstitution seiner kranken bei der behandlung benutzen soll.

[3]) Der schluß von kap. 12 und das ganze 13. kap. sind fast unverständlich. Das letzte 14. kap. der schrift gibt noch einige anweisungen für die krankenbehandlung.

:: A. Marcus und E. Webers Verlag in Bonn ::

Das Jenseits im Mythos der Hellenen

Untersuchungen über antiken Jenseitsglauben

von

Prof. Dr. L. Radermacher

VIII und 152 Seiten. 1903. 3 Mark

Die Untersuchung beschäftigt sich zunächst mit der Komposition der antiken Nekyien und zeigt, daß das elfte Buch der Odyssee trotz der disparaten Elemente, aus denen es sich zusammensetzt, dem antiken Leser keinen Anstoß bieten konnte, weil naive Jenseitsdichtung überhaupt mit den verschiedenen Vorstellungen sehr frei schaltete. Das sechste Buch der Äneis ist anders, und es wird versucht, die Geschlossenheit seiner Grundanschauung in einem bestimmten, strittigen Falle zu erweisen. Der zweite Teil verfolgt das Motiv der Fahrt ins Jenseits, und zieht, um den Kern antiker Sagen zu gewinnen, mehrfach moderne Märchen heran. Der dritte Teil wendet sich der Frage zu, inwieweit der immer mehr erstarkende Glaube an einen unterirdischen Hades Elemente aus anderen Vorstellungskreisen an sich riß, und behandelt im Zusammenhang damit auch einzelne Figuren der Unterweltsdämonologie. Vier Exkurse, Orestes und die Tragödie — Zur alttestamentlichen Simsomlegende — Vom Kampf mit dem Tode — Grenzwasser der Unterwelt, machen den Schluß.

KLEINE TEXTE FÜR VORLESUNGEN UND ÜBUNGEN

HERAUSGEGEBEN VON HANS LIETZMANN

1 *Das Muratorische Fragment* und die monarchianischen prologe zu den evangelien, hrsg. v. Prof. Lic. Hans Lietzmann. 2. Aufl. 16 S. 0,30 M.
2 *Die drei ältesten Martyrologien,* hrsg. v. Prof. Lic. Hans Lietzmann. 2. Aufl. 18 S. 0,40 M.
3 *Apocrypha I:* Reste des Petrusevangeliums, der Petrusapocalypse und des Kerygma Petri, hrsg. v. Prof. Lic. Dr. Erich Klostermann. 2. Aufl. 16 S. 0,30 M.
4 *Ausgewählte Predigten I:* Origenes homilie X über den propheten Jeremias, hrsg. v. Prof. Lic. Dr. Erich Klostermann. 16 S. 0,30 M.
5 *Liturgische Texte I:* Zur geschichte der oriental. taufe und messe im 2. und 4. jahrh., ausgew. v. Prof. Lic. Hans Lietzmann. 2. Aufl. 16 S. 0,30 M.
6 *Die Didache,* mit kritischem apparat hersg. v. Prof. Lic. Hans Lietzmann. 2. Aufl. 16 S. 0,30 M.
7 *Babylonisch-assyrische Texte,* übersetzt von Prof. Dr. Carl Bezold. I. Schöpfung und Sintflut. 2. Aufl. 24 S. 0,40 M.
8 *Apocrypha II:* Evangelien, hrsg. v. Prof. Lic. Dr. Erich Klostermann. 2. Aufl. 21 S. 0,40 M.
9 *Ptolemaeus Brief an die Flora,* hrsg. v. Prof. D. Adolf Harnack. 10 S. 2. Aufl. 0,30 M.
10 *Die Himmelfahrt des Mose,* hrsg. v. Prof. Lic. Dr. Carl Clemen. 16 S. 0,30 M.
11 *Apocrypha III:* Agrapha, slavische Josephusstücke, Oxyrhynchusfr. 1911 hrsg. v. E. Klostermann. 2. Aufl. 26 S. 0,50 M.
12 *Apocrypha IV:* Die apokryphen briefe des Paulus an die Laodicener und Korinther, hrsg. v. A. Harnack. 2. Aufl. 0,60 M.
13 *Ausgewählte Predigten II:* Fünf festpredigten Augustins in gereimter prosa, hrsg. v. H. Lietzmann. 16 S. 0,30 M.
14 *Griechische Papyri,* ausgewählt und erklärt v. H. Lietzmann. 2. Aufl. 32 S. 0,80 M.
15/16 *Der Prophet Amos,* Hebräisch und Griechisch, hrsg. v. J. Meinhold und H. Lietzmann. 32 S. 1,00 M.
17/18 *Symbole der alten Kirche,* ausgew. v. H. Lietzmann. 32 S. 0,80 M.
19 *Liturgische Texte II:* Ordo missae secundum missale romanum, hrsg. v. H. Lietzmann. 2. Aufl. 32 S. 0,40 M.
20 *Antike Fluchtafeln,* ausgew. u. erklärt v. R. Wünsch. 2. Aufl. 31 S. 0,70 M.
21 *Die Wittenberger u. Leisniger Kastenordnung* 1522, 1523, hrsg. v. H. Lietzmann. 24 S. 0,60 M.
22/23 *Jüdisch-aramäische Papyri aus Elephantine* sprachlich und sachlich erklärt v. W. Staerk. 2. Aufl. 38 S. 1,30 M.
24/25 *Martin Luthers* geistliche Lieder, hrsg. v. A. Leitzmann. 31 S. 0,60 M.
26/28 *Lateinische christliche Inschriften* mit einem anhang jüdischer inschriften, ausgewählt u. erklärt v. E. Diehl. 48 S. 1,20 M.
29/30 *Res gestae divi Augusti,* hrsg. u. erkl. v. E. Diehl. 2. Aufl. 40 S. 1,20 M.
31 *Zwei neue Evangelienfragmente* hrsg. u. erkl. v. H. B. Swete. 15 S. 0,40 M.
32 *Aramäische Urkunden* z. gesch. d. Judentums im VI u. V jahrh. vor Chr. sprachl. u. sachl. erkl. v. W. Staerk. 16 S. 0,60 M.
33/34 *Supplementum Lyricum,* neue bruchstücke von Archilochus Alcaeus Sappho Corinna Pindar ausgewählt u. erklärt v. E. Diehl. 2. Aufl. 44 S. 1,20 M.
35 *Liturgische Texte III:* Die konstantinopolitanische messliturgie vor dem IX jahrhundert v. A. Baumstark. 16 S. 0,40 M.
36 *Liturgische Texte IV:* Martin Luthers Von ordnung gottesdiensts, Taufbüchlein, Formula missae et communionis 1523 hrsg. v. Prof. D. Hans Lietzmann. 24 S. 0,60 M.
37 *Liturgische Texte V:* Martin Luthers Deutsche Messe 1526 hrsg. v. Prof. D. H. Lietzmann. 16 S. 0,40 M.

38/40 *Altlateinische Inschriften* von Prof. Dr. Ernst Diehl. 2. Aufl. 92 S. 2,40 M., gbd. 2,80 M.
41/43 *Fasti Consulares Imperii Romani* von 30 v. Chr. bis 565 n. Chr. mit Kaiserliste und anhang bearbeitet von W. Liebenam. 128 S. 3 M., gbd. 3,40 M.
44/46 *Menandri* reliquiae nuper repertae hrsg v. Dr. Siegfried Sudhaus. 65 S. 1,80 M., gbd. 2,20 M.
47/49 *Lateinische altkirchliche Poesie* ausgewählt von Prof. D. Hans Lietzmann. 64 S. 1,50 M.
50/51 *Urkunden zur Geschichte des Bauernkrieges und der Wiedertäufer* hrsg. v. Prof. Dr. H. Böhmer. 36 S. 0,80 M.
52/53 *Frühbyzantinische Kirchenpoesie I:* Anonyme hymnen des V—VI. jahrhunderts ediert von Dr. Paul Maas. 32 S. 0,80 M.
54 *Kleinere geistliche Gedichte des XII. Jahrhunderts* hrsg. v. Albert Leitzmann. 30 S. 0,80 M.
55 *Meister Eckharts Buch der göttlichen Tröstung und von dem edlen Menschen (Liber Benedictus)* hrsg. v. Philipp Strauch. 51 S. 1,20 M.
56 *Pompeianische Wandinschriften und verwandtes* ausgewählt von Prof. Dr. Ernst Diehl. 60 S. 1,80 M.
57 *Altitalische Inschriften* hrsg. v. H. Jacobsohn. 32 S. 0,80 M.
58 *Altjüdische liturgische Gebete* hrsg. v. Prof. D. W. Staerk. 32 S. 1,00 M.
59 *Des Mišnatraktat Berakhoth in vokalisiertem Text* hrsg. v. Prof. D. W. Staerk. 16 S. 0,60 M.
60 *Edward Youngs Gedanken über die Originalwerke* in einem Schreiben an Samuel Richardson übersetzt von H. E. v. Teubern hrsg. v. Kurt Jahn. 46 S. 1,20 M.
61 *Liturgische Texte VI:* Die Klementinische liturgie aus den Constitutiones apostolorum VIII mit anhängen hrsg. v. Prof. D. Hans Lietzmann. 32 S. 0,80 M.
62 *Vulgärlateinische Inschriften* hrsg. v. Prof. Dr. Ernst Diehl. 180 S. 4,50 M., gbd. 5 M.
63 *Goethes erste Weimarer Gedichtsammlung* mit varianten hrsg. v. Albert Leitzmann. 35 S. 0,80 M., gbd. 1,20 M.
64 *Die Oden Salomos* aus dem syrischen übersetzt mit anmerkungen von A. Ungnad und W. Staerk. 40 S. 0,80 M.
65 *Aus der antiken Schule.* Sammlung griechischer texte auf papyrus holztafeln ostraka ausgewählt und erklärt von Dr. Erich Ziebarth. 2. Aufl. 0,80 M.
66 *Aristophanes* Frösche mit ausgewählten antiken scholien hrsg. v. Dr. Wilhelm Süss. 90 S. Brosch. 2 M., geb. 2,40 M.
67 *Dietrich Schernbergs* Spiel von Frau Jutten hrsg. v. Prof. Dr. Edward Schröder. 56 S. 1,20 M.
68 *Lateinische Sacralinschriften* ausgewählt von Dr. Franz Richter. 45 S. 0,90 M.
69 *Poetarum veterum Romanorum* reliquiae selegit Ernestus Diehl. 165 S. Brosch. 2,50 M., geb. 3,— M.
70 *Liturgische Texte VII:* Die Preußische Agende im auszug hrsg. v. Hans Lietzmann. 42 S. Brosch. 0,80, geb. 1,— M.
71 *Cicero pro Milone* mit dem commentar des *Asconius* und den *Scholia Bobiensia* hrsg. v. Dr. Paul Wessner. Brosch. 1,60 M., geb. 2,— M.
72 *Die Vitae Vergilianae* und ihre antiken quellen hrsg. v. Prof. Dr. Ernst Diehl. 60 S. 1,50 M.
73 *Die Quellen von Schillers und Goethes Balladen* zusammengestellt von Albert Leitzmann. 51 S. 3 Abbildungen. Brosch. 1,20 M., geb. 1,50 M.
74 *Andreas Karlstadt von abtuhung der bilder* und das keyn bedtler vnther den christen seyn sollen 1522 und die Wittenberger beutelordnung hrsg. v. Hans Lietzmann. 32 S. 0,80 M.
75 *Liturgische Texte VIII:* Die Sächsische Agende im auszug hrsg. v. Hans Lietzmann. 36 S. Brosch. 0,80 M., geb. 1,— M.
76 *Auswahl aus Abraham a. S. Clara* hrsg. v. Prof. Dr. Karl Bertsche. 47 S. 1,— M.
77 *Hippocratis* de aere aquis locis mit der alten lateinischen übersetzung hrsg. v. G. Gundermann. 50 S. 1,20 M.
78 *Rabbinische Wundergeschichten* des neutestamentlichen zeitalters in vokalisiertem text mit sprachlichen und sachlichen anmerkungen von Lic. Paul Fiebig. 28 S. 1,— M.

79 *Antike Wundergeschichten* zum studium der Wunder des Neuen Testaments zusammengest. von Lic. Paul Fiebig. 27 S. 0,80 M.
80 *Vergil Aeneis II* mit dem commentar des Servius hrsg. v. Ernst Diehl. 131 S. Brosch. 2,— M., geb. 2,50 M.
81 *Anti Xenien* in auswahl hrsg. v. Dr. Wolfgang Stammler. 68 S. Brosch 1,40 M., geb. 1,80 M.
82 *Apollonius Dyscolus* De pronominibus pars generalis edidit Dr. Paulus Maas. 44 S 1,— M.
83 *Origenes, Eustathius v. Antiochien, Gregor v. Nyssa* über die Hexe von Endor hrsg. v. Erich Klostermann. 70 S. 1,60 M.
84 *Aus einem griechischen Zauberpapyrus* hrsg. und erklärt v. Richard Wünsch. 31 S. 0,70 M.
85 *Die geltenden Papstwahlgesetze* hrsg. v. Friedrich Giese. 56 S. 1,20 M.
86 *Alte Einblattdrucke* hrsg. v. Otto Clemen. 77 S. 1,50 M.
87 *Unterricht der Visitatoren* an die pfarrherrn im kurfürstentum zu Sachsen hrsg. v. Hans Lietzmann. 48 S. 1,— M.
88 *Bugenhagens Braunschweiger Kirchenordnung* hrsg. v. Hans Lietzmann. 152 S. 2,40 M.
89 *Euripides Medea* mit scholien hrsg. v. Ernst Diehl. 116 S. Brosch. 2,60 M., geb. 3,— M.
90 *Die Quellen von Schillers Wilhelm Tell* zusammengestellt von Albert Leitzmann. 47 S. Brosch. 1,20 M., geb. 1,50 M.
91 *Scholastische Texte I:* Zum Gottesbeweis d. Thomas v Aquin zusammengestellt v. E. Krebs. 64 S. 1,50 M.
92 *Mittelhochdeutsche Novellen I:* Die heidin hrsg. v. L. Pfannmüller. 51 S. 1,20 M.
93 *Schillers Anthologie-Gedichte* kritisch hrsg. v. W. Stammler. 71 S. Brosch. 1,50 M., geb. 1,80 M.
94 *Alte und neue aramäische Papyri* übersetzt und erklärt von W. Staerk. 73 S. 1,— M.
95 *Mittelhochdeutsche Novellen II:* Rittertreue. Schlegel hrsg v. L. Pfannmüller. 63 S. 1,50 M.
96 *Der Franckforter* („eyn deutsch theologia") hrsg. v. W. Uhl. 64 S. 1,60 M.
97 *Diodors Römische Annalen* bis 302 v. Chr. samt dem ineditum vatican hrsg. v. A. B. Drachmann. 72 S. 1,80 M.
98 *Musaios, Hero u. Leondros* m. ausgew. varianten u. scholien hrsg. v. Arthur Ludwich. 54 S. 1,50 M.
99 *Authentische Berichte* über Luthers letzte Lebensstunden hrsg. v. Dr. J. Strieder. 42 S. 1,20 M
100 *Goethes Römische Elegien* n. d. ältesten Reinschrift hrsg. v. Albert Leitzmann.
101 *Frühneuhochdeutsches Glossar* von Alfred Götze. VIII. 136 S. 3,40 M., geb. 3,80 M.
102 *Die Generalsynodal-Ordnung* hrsg. v. D. Alfred Uckeley. 20 S. 0,50 M.
103 *Die Kirchengemeinde- u. Synodalordnung* f. d. Prov. Preußen, Brandenburg usw. hrsg. v. D. Alfred Uckeley. 36 S. 0,90 M.
104 *Die rheinisch-westfäl. Kirchenordnung* hrsg. v. A. Uckeley.
105 *Mystische Texte aus dem Islam.* Drei gedichte des Arabi 1240. Aus d. Arab. übers. u. erläutert v. M. Horten. 18 S. 0,50 M.
106 *Das niederdeutsche Neue Testament* nach Emsers übersetzung, Rostock 1530 hrsg. v. E. Weissbrodt. 32 S. 0,80 M.
107 *Herders Shakespeare-Aufsatz* in dreifacher gestalt mit anm. hrsg. v. F. Zinkernagel. 41 S. 1,— M.
108 *Konstantins Kreuzesvision* in ausgew. texten vorgelegt v. J. B. Aufhauser. 26 S. 0,60 M.
109 *Luthers Kleiner Katechismus* der deutsche text in seiner geschichtlichen entwicklung v. J. Meyer. 32 S. 0,80 M.
110 *Historische attische Inschriften* ausgewählt u. erklärt von E. Nachmanson.
111 *Ausgewählte Iliasscholien* hrsg. v. W. Deecke. 2,40 M.
112 *Supplementum Euripideum* hrsg. v. H. v. Arnim. 2 M.
113 *Supplementum Sophocleum* hrsg. v. E. Diehl. 33 S. 0,90 M.
114 *Die Verfassung des Deutschen Reiches* vom Jahre 1849 hrsg. v. L. Bergsträsser. 104 S 2,20 M